Dr. med. Berndt Rieger

Schilddrüsenknoten

Dr. med. Berndt Rieger

Schilddrüsen-knoten

Warum sie entstehen
Wie man sie heilen kann

- Alle wichtigen Therapien aus Naturheilkunde, Homöopathie und Schulmedizin
- Mit Tipps zur Eigenanalyse und Selbsthilfe

herbig expertenrat

Impressum

Umschlaggestaltung: Wolfgang Heinzel

Mit 1 Abbildung von Mascha Greune, München, ***mascha-greune.de***, und 4 Ultraschallbildern aus dem Archiv des Autors.

Alle Angaben in diesem Buch erfolgen nach bestem Wissen und Gewissen. Sorgfalt bei der Umsetzung ist indes dennoch geboten. Der Verlag und der Autor übernehmen keinerlei Haftung für Personen-, Sach- oder Vermögensschäden, die aus der Anwendung der vorgestellten Materialien, Methoden oder Informationen entstehen könnten.

Sollte diese Publikation Links auf Webseiten Dritter enthalten, so übernimmt der Verlag für deren Inhalte keine Haftung, da wir uns diese nicht zu eigen machen, sondern lediglich auf deren Stand zum Zeitpunkt der Erstveröffentlichung verweisen.

Unser gesamtes Programm finden Sie unter **kosmos.de/herbig**

MIX
Papier | Fördert gute Waldnutzung
FSC® C083411

gedruckt auf chlorfrei gebleichtem Papier

4. Auflage 2022

ISBN 978-3-7766-2794-7
Satz: VerlagsService Dietmar Schmitz GmbH, Heimstetten
Druck und Binden: CPI books GmbH, Leck
Printed in Germany/Imprimé en Allemagne

Inhalt

Einleitung

Jeder Dritte von uns hat sie – Schilddrüsenknoten. Manche fragen sich, warum. Was bedeuten diese Knoten? Sind sie harmlos oder sollte man etwas dagegen tun? Was kann sich daraus entwickeln? Und aus dieser Konstellation heraus ergibt sich dann bald die drängendste aller Fragen: Sind Schilddrüsenknoten überhaupt heilbar? Kurz gesagt – in den meisten Fällen: Ja.

Warme und heiße Knoten: eine besonders aktive Schilddrüse

Ich betreibe seit etwa zwanzig Jahren eine internistische Praxis, die sich auf die Behandlung von Schilddrüsenerkrankungen spezialisiert hat, und werde deshalb auch fast täglich mit diesen Fragen konfrontiert. Denn Schilddrüsenknoten sind wie gesagt ein sehr häufiges Problem. Meine Antworten aber haben sich im Laufe der Jahre geändert. Zunächst war ich wie viele Kollegen der Meinung, dass Knoten nur sehr schlecht auf Therapien reagieren. An der Universität hat man sich darauf beschränkt, einerseits gutartige von bösartigen Knoten zu unterscheiden und therapeutisch, je nachdem, mal lockerer oder aggressiver darauf zu reagieren. Das ist sicherlich wichtig. Einen Schilddrüsenkrebs möchte keiner übersehen. Dann gab es an der Universität die Unterscheidung zwischen warmen und kalten oder heißen Knoten. Die Begriffe »warm« und »heiß« sind von der Strahlenmedizin geprägt. Wenn Sie ein Radionuklid in die Adern spritzen, das sich in der Schilddrüse anreichert, leuchtet der Schirm auf. Das ist mit »warm« oder »heiß« gemeint. Als warmer Knoten gilt ein Gebiet der Schilddrüse, in dem abgekoppelt vom Hormonbedarf des Körpers und unabhängig von Steuerungsversuchen Schilddrüsenhormone gebildet werden. Und wenn die Aktivität dieses warmen Knotens zu einer Schilddrüsenüberfunktion führt, spricht man von einem heißen Knoten. Und beide, die warmen wie die heißen Knoten, versuchte man als Störenfriede »auszulöschen«. Im Grunde genommen sind diese Schilddrüsenzellen genauso verrückt wie Menschen, die pausenlos arbeiten, weil Arbeit für sie zum Lebenselixier geworden ist, und die sich dabei trotz dieses Elixiers erschöpfen und krank werden.

Warme Knoten: Schilddrüsenhormon überschwemmt den Körper

Das Nachdenken über diese Parallele zwischen Menschen und ihren Knoten war für mich der Auslöser, die Schilddrüse mit ganz anderen Augen zu betrachten. Sie als lebendiges Wesen anzusehen, als Organ, in dem sich der Mensch als Ganzes abbildet. Schilddrüsenknoten können sich vom übrigen Gewebe dieses Organs abkoppeln, so wie sich Menschen von der Gesellschaft abschotten können. Ebenso wie der warme Knoten völlig autonom arbeitet, abgekoppelt vom Gehirn und dem Rest des Körpers, gibt es Menschen, die verbissen und unermüdlich Leistung zeigen, an einem Projekt arbeiten, mit einem bestimmten Ziel vor Augen. Sie sind zu einer autonomen überaktiven Einheit geworden. Man blickt hier auf zwei verschiedene Ebenen eines ähnlichen Verhaltens, und nicht selten sind überaktive Menschen auch mit überaktiven Schilddrüsenknoten behaftet. Mit ihrer Überaktivität können warme Knoten, wenn sie das Maß ihrer Tätigkeit übertreiben, den Körper zugrunde richten, indem sie ihn mit Schilddrüsenhormon überschwemmen, und das unabhängig vom wirklichen Bedarf. Ähnlich einem Menschen, der sich durch den Stress, dem er sich beispielsweise auf dem Weg zum Erfolg aussetzt, möglicherweise nicht nur selbst, sondern auch das ihn umgebende soziale Gewebe zerstört. Wenn ein heißer Knoten den Körper mit einer rasanten Überfunktion, der thyreotoxischen Krise, zu Fall bringt, sitzt er mit hoher Wahrscheinlichkeit in einem Menschen, der in seiner Wesenheit dazu passt und dessen Kerze, wie es in der Metapher heißt, von beiden Seiten brennt.

Die meisten kalten Knoten sind gutartig

Aber auch kalte Knoten lassen sich mit seelischen Konflikten und Persönlichkeitsmerkmalen in Verbindung bringen. Unter einem kalten Knoten versteht man ein Gebiet der Schilddrüse, in dem keine Hormonproduktion stattfindet. Nach Einspritzen des Radionuklids leuchtet dieser Bereich nicht auf. Es kann sich bei diesem Gebiet um Narbengewebe oder um ein Entzündungsgebiet handeln oder um eine Stelle, an der Flüssigkeit eingelagert ist, oder um gut- oder bösartige Wucherungen. Krebs steckt nur in etwa fünf Prozent der Fälle dahinter. Wenn es sich um Krebs handelt, muss man die betreffenden Knoten mitunter auch chirurgisch entfernen, denn es gibt Gefährliches, Selbstzerstörerisches in jedem Menschen, und ist diese Fähigkeit erst einmal geweckt, helfen Streicheleinheiten nur mehr bedingt. Die Naturheilkunde eignet sich nicht für jede Situation. So wie ein Mensch den sozialen Verband verlassen kann, ein Gewaltverbrechen begeht und sich lebenslang nicht mehr eingliedert und isoliert werden muss, kann sich Schilddrüsengewebe bösartig entwickeln und verlangt dann drastische Gegenmaßnahmen. Darum soll es in diesem Buch aber nur am Rande gehen, denn Schilddrüsenkrebs ist, wie gesagt, im Vergleich zur Häufigkeit des Vorkommens kalter Schilddrüsenknoten sehr selten. Die überwiegende Mehrzahl der kalten Knoten ist gutartig und harmlos.

OPs – häufig mehr Schaden als Nutzen

Die meisten Knoten sind Phänomene, mit denen es sich leben lässt, wenn auch etwas mühsamer als zuvor. Muss man deshalb gleich zum Äußersten schreiten und sie chirurgisch entfernen, wie das heute zur Norm des Handelns geworden ist? Ich glaube nicht. Denn man fügt dem Körper mit jeder Operation und dem Herausschneiden von Gewebe eine Wunde zu, raubt ihm einen Teil seiner selbst und setzt eine Narbe. Und dies ohne dabei thematisch überhaupt auf die Frage einzugehen, welchen Sinn der Knoten hatte, welchen Zweck er verfolgte. Man macht sich leider auch nur sehr wenig Gedanken darüber, ob das Herausschneiden des Knotens vielleicht sogar den Schaden, den der Mensch längst erlitten hat, noch vergrößert. Ist doch die Bildung eines Schilddrüsenknotens ist im Grunde ein psychosomatisches Phänomen, das als Reaktion auf einen schädlichen Reiz aufgefasst werden kann. So ein Knoten kann nach meiner Erfahrung auch eine Entlastung für die Seele sein, und diese Möglichkeit der Selbstregulation durch Knotenbildung wird dem Menschen durch eine Operation geraubt, vor allem, wenn dabei die gesamte Schilddrüse entfernt wird.

Hashimoto-Thyreoiditis – nicht »unheilbar«

Seit der Häufung des Auftretens der Autoimmunerkrankungen Hashimoto-Thyreoiditis und Morbus Basedow hat sich das alte, vereinfachte Bild der Schilddrüsenknoten ohnehin aufgeweicht. Was früher vorwiegend ein Jodmangel-Thema war, ist heute zu einem differenzierten Bild verschiedenster krankhafter Zustände geworden, die mal mehr, mal weniger gefährlich sind. Es sind Volkskrankheiten, entstanden durch die gesellschaftliche Entwicklung, durch Hektik, Stress und Erfolgsdruck, verbunden mit einem zunehmenden Verschwinden von Menschlichkeit, Geborgenheit und Muße. Das ist eine Erklärung dafür, warum aggressive schulmedizinische Maßnahmen heute bei Schilddrüsenknoten so selten »greifen« und warum die Menschen immer stärker nach systemischen, sanften Lösungen rufen, die es ihnen erlauben, über die Behandlung ihrer Schilddrüse wieder mehr zu sich selbst, in die eigene Mitte zu finden. Durch drastische Therapien gelingt es vielleicht, einen entgleisten Morbus Basedow in den Griff zu bekommen. In vielen Fällen aber erlebt man, dass chemisches oder chirurgisches Vorgehen eher zu einer Verschlimmerung der Krankheit führt, weil sich der Körper gegen diese effektiven Maßnahmen aufgrund ihrer Brutalität wehrt. Im Konzert mit sanfter Medizin lassen sich hingegen häufiger Heilungen erzielen, weil hier »Militär« und »Diplomatie« eine gute Mischung eingehen. Und bei der Behandlung der Hashimoto-Thyreoiditis zuckt man ohnehin zumeist ratlos mit den Achseln und beschränkt sich darauf, dem Phänomen der Schilddrüsen-Selbstzerstörung hilflos zuzusehen. Diese Krankheit gilt vielen Ärzten als »unheilbar«, ein schrecklicher Begriff, der erst dann zutrifft, wenn man hinzufügt: »Unheilbar *mit den Mitteln der Schulmedizin*«. Beide Krankheiten verursachen außerdem Knoten und das auf ganz unterschiedliche Weise. Und auch hier stellt sich die Frage, wie man diese Knoten werten, wie man sie behandeln soll. Was stellen sie dar? Wie sind sie vom Körper im Sinne einer psychosomatischen Sprache »gemeint«? Mit der üblichen Einteilung in kalte oder warme Knoten oder in Krebs oder Nichtkrebs ist es hier nicht getan.

Psychosomatische Ursachen finden

Nach meiner Erfahrung steht heute dringend eine neue Einstufung der Möglichkeiten einer Schilddrüse an, knotige Gebilde zu schaffen. Denn besonders die Naturheilkunde braucht diese Struktur, um ein klares Bild in Bezug auf psychosomatische Ursachen zu finden und um ihre Heilmittel dementsprechend zuzuordnen. Dies gelingt uns nur, wenn wir einen neuen Blick auf die Schilddrüse werfen und sie als Organ mit all seinen Aufgaben zu verstehen versuchen. Erst wenn wir wissen, was eine gesunde Schilddrüse so »macht«, lernen wir Verknotungen überhaupt zu verstehen und können aus diesem Verständnis heraus Lösungsvorschläge dafür entwickeln, wie mit ihnen umzugehen ist.

Symptome seelischer und körperlicher Verknotungen

Dieses Buch wurde geschrieben, um Ihnen aus der praktischen Erfahrung eines Arztes heraus zu zeigen, wie sich so eine Einstufung vornehmen lässt. Außerdem sollen Sie in die Lage versetzt werden, die Behandlung von Schilddrüsenknoten selbst durchzuführen. Fündig werden in diesem Buch auch Menschen, die sich nicht einfach mit ihren Schilddrüsenknoten abfinden wollen, sie vielmehr als Symptome seelischer und körperlicher Verknotungen auffassen und etwas dagegen tun wollen, um weitere Krankheiten zu verhindern.

Schilddrüsenknoten sind zum Großteil heilbar. Viele kann man mit sanften Arzneien verkleinern oder auflösen. Lernen Sie erkennen, welche das sind, und beginnen Sie mit echten Heilmitteln zu arbeiten, die nicht nur der Schilddrüse das Leben erleichtern.

Die Schilddrüse verstehen

Ein seelischer Schutzschild

Wenden wir uns zu Beginn der Schilddrüse an sich zu, jenem Organ, das im Verbund des Körpers eine wichtige Rolle wahrnimmt. Benannt wurde sie eigentlich nach dem Schildknorpel, dem sie benachbart liegt. Aber der Name ist, wenn auch etwas zufällig, so doch in der Bedeutung glücklich gewählt. Sie sieht wie ein Schild aus und kann auch wie ein seelischer Schutzschild wirken. Und sie kann optisch weiterhin noch mit einem Schmetterling verglichen werden. Auch dieses Bild stimmt, denn über die Bildung von Jodhormonen hilft die Schilddrüse dem Menschen, sich zu entwickeln und heranzureifen und dabei seine Anlagen und Möglichkeiten zu entfalten – ähnlich einem Schmetterling, der aus der Verpuppung schlüpft und sich flatternd in die Lüfte erhebt.

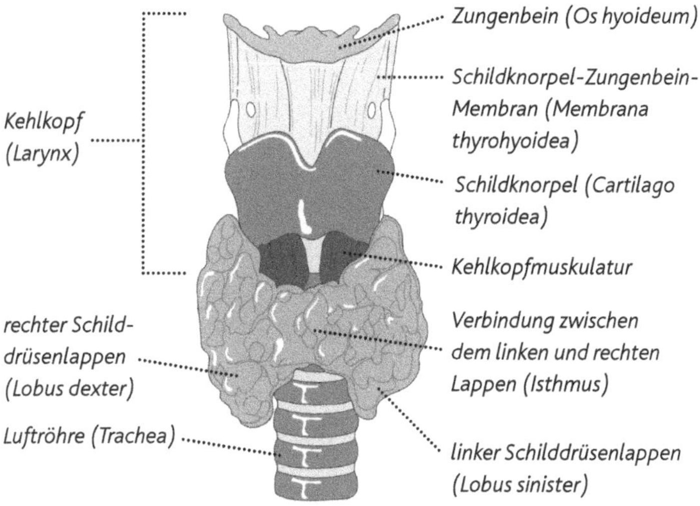

Die beiden folgenden Abschnitte beinhalten zwei weitere Aspekte, die mir zum Verständnis dieser Hormondrüse wichtig erscheinen.

Die Nachbarschaft zu den Atmungsorganen

Warm-feuchte Luft – das perfekte Lebenselixier

Die Schilddrüse ist den Atemwegen unmittelbar benachbart, jenen Organen, die die Luft, die uns belebt, aufnehmen und abgeben. Der Sauerstoff, der dabei in den Körper gelangt, wirkt stimulierend und aufweckend auf alle Gewebe. Die Luft wurde im Altertum als das Element der Wärme und Feuchtigkeit definiert. Alles Leben wurde als harmonische Mischung der Elemente der Natur aufgefasst, und während Feuer warm und trocken, das Wasser kalt und feucht und die Erde kalt und trocken war, ließ sich die warm-feuchte Luft als perfektes Lebenselixier an sich auffassen, denn Wärme und Feuchtigkeit bilden ideale Bedingungen für das Leben an sich. Je wärmer und feuchter der Mensch ist, desto jünger ist er – oder zumindest fühlt er sich so. Und damit diese frische Empfindung möglich ist, bildet er Hormone, Botenstoffe im Blut, die die Aufgabe haben, den Körper feucht und warm zu machen. Unter den Hormondrüsen, die diese Aufgabe bewerkstelligen, ist die Schilddrüse die größte. Sie nutzt das Element Jod, um die Kälte und Feuchtigkeit der Gewebe »aufzuheizen« – ebenso wie das Meerestiere und Meerespflanzen tun, die sich dadurch auch in sehr kühlen Wassern noch Lebenswärme bewahren.

So gesehen ist die Schilddrüse das wichtigste Organ für das Jugend und Kraft spendende Element Luft. Sie wandelt anorganisches Jod, das mit der Nahrung aufgenommen wird, in verständliches, das heißt für den Körper erkennbares und somit verwertbares Jod um, das in jede Körperzelle gelangt und dabei dem Körper Wärme und Feuchtigkeit, dem Geist Intelligenz und dem Gemüt Tiefe verleiht.

Die Schilddrüse als »Sitz« der Seele

Zuständig für den gesamten Gefühlshaushalt

Es gab früher heftigen Streit über den Sitz der Seele im Körper. Manche wollten die Seele im Kopf verorten, andere im Herzen. Aus heutiger Sicht sitzt die Seele, sofern man damit unser Gefühl, unser Gewissen, unsere Sehnsüchte und Hoffnungen meint, noch am ehesten in der Schilddrüse, denn dieses Organ ist für unseren Gefühlshaushalt in zentraler Weise zuständig. Seine Hormone können uns im Übermaß in Ängste hineinführen oder uns bei Minderproduktion gleichgültig werden lassen. Doch diese Hormone bewirken auch eine erhöhte Calciumaufnahme aus der Nahrung, wodurch sie uns Schutz und Sicherheit geben und damit ein Gefühl der Geborgenheit erzeugen. Die Schilddrüse ist als ein den Geschlechtsorganen übergeordnetes Organ jenes, dessen Funktion darüber entscheidet, ob wir Sex haben wollen, haben können oder eben nicht, und ob der Sex gut und erfüllend ist. Darüber hinaus beeinflusst sie die Intensität von Liebesgefühlen an sich, entscheidet über Emotionen wie Mut und Feigheit, Standhaftigkeit und Schwäche. Eine gut funktionierende Schilddrüse gibt uns das Gefühl, richtig zu leben und jung zu sein. Somit gehört sie zu den wichtigsten Organen des Körpers überhaupt.

Die Gefahr unbedachter Schilddrüsentherapien

Der Patient im Kreuzfeuer wirtschaftlicher Interessen

Die besondere Stellung der Schilddrüse wird von der Schulmedizin nur unzureichend berücksichtigt. Beleg dafür ist auch die Tatsache, dass man vielen Menschen dieses wertvolle Organ unter fadenscheinigen Gründen operativ entfernt und sie anschließend mit L-Thyroxin abspeist, der Vorstufe des aktiven Schilddrüsenhormons. Das ist jedoch nur eine Minimalversorgung, bei der der Mensch zwar nicht stirbt, aber nur halb lebt. Viele andere intrinsische (das heißt, ihm innewohnende) Fähigkeiten des Schilddrüsengewebes werden bei diesem Vorgehen ignoriert, und die Einmaligkeit dieses Organs wird negiert. So raubt die Schulmedizin vielen Menschen, wenn man das pointiert formuliert, die Seele, und ersetzt sie durch Kunststoff, und das oft nur aus wirtschaftlichen Beweggründen, weil Krankenanstalten eben neuerdings Gewinne machen müssen und dabei dann Manager, die unter Erfolgsdruck stehen, von Chefärzten eine Mindestanzahl von Schilddrüsenoperationen im Jahr fordern und sie dazu zwingen, Rat suchende Patienten auf den OP-Tisch zu befördern. Diese Pervertierung des Arztberufs hat in den letzten Jahrzehnten begonnen, und es ist schwer zu sagen, wie weit sie sich noch zuspitzen kann, bis die Menschen, die sich als Patienten in dieses Kreuzfeuer der Interessen begeben, Eigeninitiative ergreifen, indem sie sich diesem Treiben einfach verweigern, sodass den Medizinern und Managern die Kundschaft ausgeht. Und sie damit versuchen, das Gesundheitswesen wieder dahingehend umzubauen, dass es den Interessen der Menschen dient und nicht denen der Zocker am Aktienmarkt. Denn wer dieses heutige Treiben aus nächster Nähe beobachtet, kann da nur sagen:

Es ist eine grauenhafte Zeit, in der wir leben und in der wir leben müssen. Der Arzt, der einmal der Freund des Menschen war, wird zum Handlanger wirtschaftlicher Interessen, während der Patient mittlerweile nur mehr »Kanonenfutter« ist.

Die Schilddrüse – unser klügstes Organ

Ich würde mir wünschen, dass gerade in Bezug auf die Schilddrüse wieder die Bedürfnisse der Menschen in den Vordergrund gestellt werden, die heutige lockere Operationspraxis verfeinert und reduziert wird auf das Wesentliche und dass man davon absieht, jedem x-Beliebigen synthetische Schilddrüsenhormone anzudienen, die er nur selten braucht und die ihm oft schaden. So eine Veränderung wird aber nur möglich sein, wenn man vonseiten der akademischen Medizin auch Achtung und Zuneigung für die Schilddrüse an sich entwickelt. Das ist ja nicht schwer, wenn man mit diesem Organ beruflich von einem heilenden Gesichtspunkt aus umzugehen beginnt, wenn man helfen will und dabei nicht nur auf »normale« Schulmedizin, sondern auch auf sanfte Medizin setzt. Plötzlich bemerkt man da, wie rasch, intelligent und oft auch autonom und hilfreich so eine Schilddrüse bereits auf kleine Reize reagieren kann, auch auf solche, die uns krank machen. Kein anderes Organ unseres Körpers ist dazu in der Lage. So entscheidet die gesunde Schilddrüse schon einmal primär sehr klar darüber, wie viel Jod der Körper braucht, wie viel ihm guttut. Sie können einen Körper durch eine Spritze mit Jod überschwemmen, und die Schilddrüse sorgt dafür, dass alles, was nicht gebraucht wird, ohne Schaden anzurichten wieder ausgeschieden wird. Sie können einen Körper in puncto Jod aushungern, und die Schilddrüse wird sofort gegensteuern und alles tun, um auch noch aus dem letzten Quäntchen Jod Hormon zu bilden, da sie genau weiß, wie sehr die Zellen des Körpers nach diesem Lebenselixier gieren.

Nebenschilddrüse – Nothelfer bei Angststörungen

Diese Effekte sind in der akademischen Medizin bekannt, wenn auch nur wenig gewürdigt. Und noch weniger beschrieben wurde die Fähigkeit der Schilddrüse (bzw. Nebenschilddrüse), bei Angststörungen die Produktion von Schilddrüsenhormon zu bremsen und dafür über Parathormon und Calcitonin die Calciumausschüttung ins Blut zu fördern, um Körper und Seele damit zu beruhigen. Ein falsches Leben in Sorge und Stress kann dadurch über Jahrzehnte stabilisiert werden, selbst wenn der Körper dann letztendlich an der dabei entstehenden Calciumverarmung der Knochen leidet. Viele Frauen, die später eine Osteoporose entwickeln, tun das, weil ihnen die Schilddrüse über Jahrzehnte dabei helfen musste, Schutz und Sicherheit fürs Leben zu vermitteln, und dabei viel Calcium aus dem Depot der Knochen abgebaut hat. Die Schilddrüse wird da in schweren Zeiten zum Schutzengel, steht unbeirrt auf der Seite des Menschen, geht mit ihm durch dick und dünn, verfolgt immer das Interesse jenes Teils des Menschen, den wir die Seele nennen. Und diese Eigenschaft der Schilddrüse, die kein anderes Organ des Körpers aufweist, führt im Laufe der Jahre mitunter auch dazu, dass die Schilddrüse wie ein Schutzschild, der von den Angriffen von Feinden verbeult wird, früher als die meisten Organe einen Schaden erleidet.

Energiestau führt zu Verknotungen

Ein Großteil dieser Schädigungen sind Verknotungen, Gebiete der Schilddrüse, in denen sich die Energie staut und die Schilddrüse Veränderungen erzeugt, die als Reaktion auf die schädlichen Einflüsse erklärt werden können. Es ist tragisch, dass heute jeder Zehnte von uns Schilddrüsen-Autoantikörper entwickelt, die eine Entzündung der Schilddrüse hervorrufen, die sogenannte Hashimoto-Thyreoiditis. Diese Entzündungsherde werden durch die spitzen seelischen Verletzungen hervorgerufen, denen wir in unserem Alltag in einer Zeit ausgesetzt sind, in der es keine sozialen Grundregeln mehr gibt und das Leistungsdiktat gilt. Die Schilddrüse nimmt diese Verletzungen auf, verarbeitet sie, empfängt die Wunden, die unsere Seele davonträgt, und versucht, sie zu überwinden. Manche Menschen verhärten sich durch die Erfahrungen, die sie machen, und die Wunde in der Schilddrüse vernarbt. Das sind Bindegewebsknoten, die wir in diesem Buch als »Erstarrungsknoten« bezeichnen. Andere tragen ihre Wunden über längere Zeiträume offen – hier hat man es mit »Verletzungsknoten« zu tun, die sehr weich sind und instabil, Entzündungsknoten, die langfristig gesehen auch bösartig werden können. Und in einem dritten Fall versucht die Schilddrüse durch Mehrleistung, durch ein Ankurbeln des Stoffwechsels mittels Schilddrüsenhormon den Menschen in den Stand zu setzen, durch Überaktivität seine Probleme zu lösen. Da entstehen dann Zysten voller guter Hormone, oder autonome Bezirke, und die nennen wir »Leistungsknoten«.

Man kann an den Veränderungen des Schilddrüsengewebes erkennen, was ein Mensch durchgemacht hat. Wie er dies verarbeitet hat. Man liest, wenn man eine Ultraschalluntersuchung durchführt, in der Schilddrüse wie in einem Buch. Es ist das Buch der Seele des Menschen, der hier vor einem liegt. Und wer darin zu lesen weiß, wird auch Möglichkeiten finden, über die Auflösung seelischer Konflikte Verknotungen der Schilddrüse zu beheben.

»Ein kalter Knoten, das ist doch Krebs, oder?«

Allgemeinwissen schlägt Fachwissen

Die meisten Menschen informieren sich heute im Internet und gewinnen dort ein Bild von der »Wahrheit«, das sich in vielen Fällen aus subjektiven Meinungen von Laien und Industrieinformationen zusammensetzt und die wirklichen Verhältnisse nur unzureichend spiegelt. Aber es gibt auch gute Websites wie Wikipedia; Plattformen, auf denen man sich um eine objektive Darstellung zu Themen bemüht. Wenn man heute dort den Begriff »Schilddrüsenknoten« eingibt, erhält man eine kurze Darstellung, die recht brauchbar ist, vielleicht sogar treffender als vieles, was Sie in einer Arztpraxis hören werden. Das spricht für das Internet und gegen die Arztpraxen. Es ist überhaupt interessant, wie stark sich heutzutage enzyklopädisches Wissen, von dem man sagen kann, dass es den gegenwärtigen allgemeinen Wissensstand wiedergibt, von dem unterscheidet, was durch die Sprachrohre der Schulmedizin, den Hausarzt oder den Endokrinologen im Praxisalltag, vermittelt wird. Das Allgemeinwissen differenziert hier stärker, als es die Fachleute tun, deren Existenz zumindest bei der Frage von Schilddrüsenknoten darauf reduziert erscheint, entweder L-Thyroxin und/oder Jod zu verschreiben oder zur Operation zu raten.

Auf Wikipedia finden Sie eine gute Dreiteilung der Knoten, je nachdem, ob diese im Schilddrüsenszintigramm Tracer aufnehmen oder nicht. Ob sie also aktiv Hormon bilden oder nicht. (Mit dem Begriff »Tracer« ist eine strahlende Substanz gemeint, die dem Jod ähnlich ist und deshalb von der Schilddrüse aufgenommen wird, die sich aber sehr rasch abbaut und daher den Körper nicht mit Strahlen belastet. Technetium-99m ist die am

häufigsten verwendete Substanz. Sie hat eine Halbwertszeit von sechs Stunden, was bedeutet, dass nach einem Tag noch 1/16 der ursprünglichen Dosis im Körper nachgewiesen werden kann und es von da an sehr schnell zu einer Reduktion der Menge kommt.)
Welche Schilddrüsenknoten gibt es nach dieser Einteilung?

Warme und heiße Knoten

Warme und heiße Knoten sind solche, die nicht auf die Befehle der Hirnanhangsdrüse (Hypophyse) und der Unterkammer des Gehirns (Hypothalamus) reagieren, die nie bösartig sind und nur dann behandelt werden müssen, wenn sie denn eine Überfunktion auslösen sollten. Diese Einteilung stimmt. So einfach ist es, man kann es in einem Satz formulieren. Leider werden diese Knoten von Ärzten im Praxisalltag als weit dramatischer eingestuft, viel kontrolliert und gerne operiert, oft ohne Notwendigkeit. Hier kann ich nur zu einem gelassenen Umgang raten. Wenn es keine typischen Zeichen einer Überfunktion gibt, kann man diese Knoten auch einmal Knoten sein lassen, ohne gleich drastische Maßnahmen zu ergreifen. Freilich muss man auch das Empfinden der Betroffenen ernst nehmen, ob sie von Herzklopfen, Herzrhythmusstörungen, innerer Hitze, Nervosität oder dergleichen berichten, um eine Überfunktion nicht zu übersehen. In diesen Fällen muss man eine Lösung finden, die es dem Menschen erlaubt, wieder in seine innere Mitte zurückzukehren. Das kann im Einzelfall auch eine Operation oder Radiojodtherapie leisten.

Normofunktionelle Knoten

Normofunktionelle Knoten bilden die Mehrzahl der Schilddrüsenknoten, sie funktionieren eben normal und machen kurzfristig gesehen keine Probleme. Wie damit umzugehen ist, sagt der Artikel auf Wikipedia nicht, weil es hier ja vonseiten der Wissenschaft gleichfalls keine klaren Vorgaben gibt. Ähnlich ahnungslos und beliebig ist auch das Vorgehen von Ärzten in den Praxen, die mit diesen Knoten konfrontiert werden. Manche geben Jod, andere L-Thyroxin, weil sie das Gefühl haben, das könnte das Wachstum solcher Knoten hemmen. Wissenschaftlich bewiesen ist eine Nützlichkeit dieses häufig verbreiteten Vorgehens nicht. Andere Mediziner beobachten, wie sich die Knoten über längere Zeiträume entwickeln. Das ist prinzipiell keine schlechte Idee, sofern man davon Abstand nimmt, gleich wieder im Kopf der Patienten Negativbilder zu erzeugen, indem man – wie manche Ärzte das tun – unrichtigerweise behauptet, so etwas könne ja auch »bösartig« werden. Solche falschen Prognosen sind böse Hexenkunst und als solche zu unterlassen.

Kalte Knoten

Die »stets bösartigen« kalten Knoten – ein »Märchen«

Bei den kalten Knoten schreibt Wikipedia sehr treffend, dass ein Großteil dieser Knoten in Jodmangelgebieten – wo ja die meisten harten Schilddrüsenknoten auftreten – gutartig seien. Es hat mich gefreut, das zu lesen. Denn vielleicht ist so eine Information im Internet dazu geeignet, Menschen zu beruhigen. Die häufigste Frage zu Schilddrüsenknoten in der Praxis ist nämlich die: »Aber kalte Knoten sind doch bösartig, oder?« Nein, eben nicht. Sehr wenige davon sind es. Fast alle sind gutartig. Dennoch werden Sie in den meisten Arztpraxen in der Regel nichts davon hören, dass ein kalter Knoten nur in unter drei Prozent der Fälle bösartig ist. Vielmehr wiegt man bedenklich den Kopf, sobald ein kalter Knoten im Szintigramm nachgewiesen wird. Merkwürdig ist das in einem Jodmangelland wie Deutschland, denn hier ist der Schilddrüsenkrebs ein sehr seltenes Phänomen. Anders sieht das in Küstengebieten von salzreichen Meeren aus, wo Jod quasi in der Luft liegt. Wenn dort bei jemandem ein kalter Knoten festgestellt wird, ist das relativ häufig Krebs. Meist jedoch einer, der nicht gar so schnell wächst oder sich ausbreitet, dass er deshalb gleich den »Hauch des Todes« verbreiten müsste, der mit dem Wort »Krebs« landläufig verbunden wird. Klar ist aber auch, dass es Karzinome oder »Krebsgeschwüre« rasch zu erkennen und zu behandeln gilt, damit sie nicht gefährlich werden. Man erkennt sie, indem man mit einer Nadel eine Gewebeprobe entnimmt und diese unter dem Mikroskop untersucht. Man behandelt sie, indem man den Knoten entfernt. Entweder durch Operation oder durch Bestrahlung, sehr selten auch mittels Chemotherapie.

99 Prozent der Knoten: gutartig

Kurz zusammengefasst sieht die Situation, in der Sie sich befinden, wenn bei Ihnen ein Knoten festgestellt wurde, so aus: Sie sind verunsichert, weil etwas gefunden wurde. Ein Knoten, das klingt gefährlich, hat einen Hauch vom lateinischen Wort für »Schwellung« oder »Knoten«: Tumor. Wichtig ist da gleich, sich in Erinnerung zu rufen: Über 99 Prozent der Schilddrüsenknoten sind gutartig. Und ein Großteil davon ist auch harmlos, müsste nicht unbedingt behandelt werden, kann auch ignoriert werden. Das heißt also: Abklären ist gut, damit man Gewissheit hat. Angst ist unnötig, bis man diese Gewissheit hat, weil man mit einem günstigen Ausgang rechnen kann. So wichtig also eine Abklärung und mitunter eine Therapie sein können: Es lohnt sich nicht, sich schon bei der ersten Information über das Vorliegen von Schilddrüsenknoten seelisch aufzuregen. Viele Menschen ignorieren ihre Knoten und leben auch damit. Wohl aber lohnt es sich aus meiner Sicht, ihr Vorhandensein als Bild eines seelischen Problems anzusehen, das gelöst werden kann, vielleicht sogar soll, um menschlich wieder ganz in die eigene Mitte zu finden. Denn die Verknotung, die hier vorliegt, ist Ausdruck einer seelischen Stagnation, die wie ein Schatten auf Ihrem Leben liegt. Gelingt es aber, diese zu beheben, wird Ihr Leben leichter werden und gehaltvoller und erfüllter, weil Sie das geistige und emotionale Potenzial, das in Ihnen angelegt ist, voll ausschöpfen können.

Möglichkeiten der Schulmedizin

Der Patient als »Rohstofflieferant«

Ziel: Gewinnmaximierung

Sie haben also einen oder mehrere Schilddrüsenknoten. Entweder man kann ihn schon von außen tasten oder sehen, oder es handelt sich um einen Zufallsbefund bei einem Ultraschall. Wenn Sie nun zur näheren Abklärung zu einem Hormonexperten (Endokrinologen), Internisten oder Radiologen (Strahlenarzt) gehen, werden Sie mit hoher Wahrscheinlichkeit auf einen Schulmediziner treffen. Was versteht man heute darunter? Positiv formuliert: Jemanden, der gründlich ausgebildet wurde und über Schilddrüsenkrankheiten gut informiert ist. Eine Person, die ein Medizinstudium an der Universität absolviert hat, in Krankenhäusern eine zumindest sechsjährige praktische Ausbildung gemacht und eine Facharztprüfung abgelegt hat. Eine qualifizierte Person, die dann als niedergelassener Arzt oder Ärztin in der Praxis mühsam durch die tägliche Arbeit verstehen lernen musste, dass es auf Wissen und Idealismus im Beruf nur sehr selten ankommt. Dass heute zwei Kräfte die Gesundheitsindustrie beherrschen. Einerseits sind da die Hersteller von Geräten und Arzneien, deren Aufgabe die Maximierung von Firmen- oder Aktiengewinnen ist. Und andererseits die »Gesundheitsverwalter«, wie zum Beispiel die Krankenkassen, deren Aufgabe darin besteht, möglichst wenig Leistung unter gleichzeitiger bürokratischer und rechtlicher Maximalabsicherung anzubieten. Etwas überspitzt formuliert: Im medizinischen Bereich geht es jedem immer ums Geld und sonst um gar nichts.

Wer das als Arzt verstanden hat, der ist ein Schulmediziner im vollen Sinn des Wortes. Er ist abgeklärter geworden, manchmal auch zynisch und versucht, sich in seiner täglichen Arbeit darauf zu konzentrieren, gegen die Kräfte am Markt nicht anzuecken und dabei auch selbst genug zu verdienen, um leben zu können.

Eine Behandlung muss primär profitabel sein

Der Einzige, der außerhalb dieses Systems steht, sind Sie als kranke Person. Sie sind für die Gesundheitsindustrie eigentlich nichts weiter als der Rohstoff für die Profite, die sich aus Ihrer Krankheit schlagen lassen. Sie unterliegen vielleicht anfangs der Illusion, dass Sie zum Arzt gehen, um Hilfe zu bekommen. Sie sehen den Arzt vielleicht noch traditionell als eine Person, die Ihr bestes Interesse im Auge hat. Schließlich hat der Arzt ja den hippokratischen Eid geschworen, wie Sie meinen. Die Realität ist anders. Der Arzt führt seine Praxis mit der Absicht, aus dieser Tätigkeit Gewinn zu ziehen. Das kann er nur, wenn er unter Zuhilfenahme der sehr eingeschränkten Möglichkeiten, die ihm weit ausgebufftere Konkurrenten am Medizinmarkt lassen, finanziellen Nutzen aus Ihrem Leid zieht. Wenn er einen chirurgischen Eingriff an Ihnen durchführt, kann er das Maximum aus Ihrem »Fall« herausholen. Denn Operationen lassen sich gut abrechnen. Ist das nicht möglich, bietet sich im Regelfall die möglichst zeitsparende Behandlungsvariante an. Nämlich, Ihnen ein Rezept auszustellen, das der Arzt nur kurz unterschreiben muss mit dem Hinweis, dass Sie die Tablette, die er Ihnen verschreibt, auch zu schlucken haben, bis er Sie wieder einbestellt und untersucht – denn auch das kann man relativ gut abrechnen, vor allem, wenn die Einbestellung quartalsweise erfolgt.

Dass der Arzt darauf besteht, dass Sie ein bestimmtes Medikament nehmen, muss nicht heißen, dass diese Tablette auch

Medikamentenstudien – zumeist von zweifelhaftem Wert

erwiesenermaßen gut für Sie ist. Wahrscheinlich hat es eher damit zu tun, dass er vonseiten der Ärztekammer, der Universitäten und anderer Pressure Groups einem Verhaltensdruck bei seinen Verschreibungen ausgesetzt ist. Er glaubt, Anweisungen befolgen zu müssen, die von dort und von Medien ausgehen, von Sprachrohren der Pharmaindustrie, die Patienten einreden, dass sie diese Tablette unbedingt brauchen. All das beruht aber nur selten auf gesicherten Erkenntnissen. Diese Anweisungen entstehen meist nicht, weil wissenschaftlich erkannt wurde, was beispielsweise für einen Menschen mit einem Schilddrüsenknoten nützlich sein mag. Wir leben in einer Welt, in der Wortführer in der Medizin über Studien Resultate verkünden, die den Interessen der Auftraggeber von Studien entsprechen. Es gibt auch keinen wirklichen Unterschied mehr zwischen einem Universitätsprofessor, der auf seinem Gebiet Wortführer wird, und den Konzernen, deren Produkte er beurteilt. Weil man nämlich erst dann zum Wortführer in einem wissenschaftlichen Zweig werden kann, wenn man auch von Konzernen »Studien« finanziert bekommt, deren Ziel es ist, ein Produkt an den Patienten zu verkaufen. Egal, ob das Produkt sinnvoll oder gesundheitsfördernd ist. Hauptsache, es schadet nicht so offensichtlich, dass sich das in kürzester Zeit herumspricht. Ist aber Letzteres der Fall, werden solche »Studien« gleich unterdrückt, bevor die Wahrheit ans Tageslicht kommen kann. Ist das Produkt aber relativ harmlos und schadet nur wenigen Menschen auf nicht offensichtliche Weise, dann kann es auch vermarktet werden, mit behaupteten Zahlen hinsichtlich einer positiven »Wirksamkeit«, die aber nicht das Ergebnis wirklicher Studien sind, sondern Vorgaben vor dem Beginn einer Studie. Und diese Vorgaben erfüllen ja keinen wissenschaftlichen Zweck, sondern haben das Ziel, möglichst viele Produkte an den Mann oder die Frau zu bringen. Es gibt also im Pharmabereich keine Wissenschaft wie ehemals, sondern kleinere, halb geprüfte Innovationen und jede Menge Verkaufstechnik.

Der mündige Patient trifft selbst Entscheidungen

Diese einleitenden Bemerkungen zum wirtschaftlichen Umfeld heutiger Therapien sind notwendig, bevor von den Möglichkeiten der Schulmedizin überhaupt die Rede ist. Denn »möglich« gemacht wird vornehmlich, was auch profitträchtig ist. Sie müssen das wissen, um zu verstehen, dass der Weg zur Gesundheit für den Betroffenen, der eigentlich nur Klarheit über seine Krankheit und ihre Heilung erhalten möchte, heute zu einem Minenfeld geworden ist. Positiv kann eingeräumt werden, dass es immer noch viele Menschen im Gesundheitswesen gibt, die menschlich engagiert sind und ihren Kunden (oder »Klienten«, wie man heute sagt – ein treffender Ausdruck, da es im Gesundheitswesen nüchtern betrachtet keine »Kranken« mehr gibt, sondern nur mehr »Kunden«) wirklich helfen wollen. Und dass wir eine Infrastruktur haben, die jede medizinische Leistung flächendeckend in unserem Land ermöglicht, ist ebenfalls etwas Schönes. Die Schwierigkeiten, eine gute Diagnose und eine effektive Therapie zu finden, sind ja glücklicherweise auch zu lösen, sobald der Patient mündig wird. Sobald er selbstständig darüber entscheidet, was gut für ihn ist und was nicht. Und seinen eigenen Weg unbeirrt geht. So kann er Schaden vermeiden und Nutzen aus dem System ziehen. Nämlich, indem er als Patient selbst zum Arzt wird.

Ich rate jedem Menschen, bei dem Schilddrüsenknoten gefunden wurden, zunächst zu einer gründlichen Abklärung. Und auch unter den Therapien gibt es sinnvolle Angebote, die manchmal wahrgenommen werden sollen oder sogar müssen. Die folgenden Abschnitte beschreiben, wie dieser Weg zur Diagnose meiner Meinung nach verlaufen sollte.

Eigenanalyse

Zuerst erstellen Sie eine Liste der körperlichen, geistigen oder seelischen Beschwerden, unter denen Sie leiden. Diese sollte zu Beginn völlig wertfrei bleiben und alles erfassen, was Ihrer Meinung nach nicht zur Gesundheit gehört.
In einem nächsten Schritt vergleichen Sie Ihre Liste mit den im Folgenden abgedruckten Listen. Dort ist alles vermerkt, was zu einer Schilddrüsenüberfunktion und zu einer Schilddrüsenunterfunktion gehört: Symptome, die wichtig sind; wie Befunde zu werten sind, die der Arzt bei Untersuchungen erhebt. Denn es ist entscheidend, zu wissen, ob ein Knoten einfach da ist, ohne die Arbeit der Schilddrüse zu beeinträchtigen, oder ob er Ausdruck einer Störung der Schilddrüsenfunktion ist, die es zu behandeln gilt, ganz unabhängig vom Knoten.
Unterstreichen Sie Symptome, unter denen Sie leiden. Diese Listen (sowie Ihre persönliche Liste) nehmen Sie mit zum Arzt Ihres Vertrauens, damit er von Anfang an ein klares Bild Ihres Befindens erhält und alle von ihm dann zu erhebenden Befunde damit abgleichen kann.

Beschwerden bei Schilddrüsenüberfunktion

Druck, Enge, Kloßgefühl im Hals
Schluckbeschwerden
Schlaflosigkeit
Gereiztheit
Nervosität
Konzentrationsstörungen
Vergesslichkeit
»nahe am Wasser gebaut«
Ängste
Panikattacken
Zittern
Herzklopfen
Herzrasen
Herzrhythmusstörungen
Vorhofflimmern
Gewichtsverlust
Heißhunger
Bluthochdruck
Schweißausbrüche
Haut warm und feucht
Häufiger Stuhlgang
Muskelschwäche
Knochenerweichung (Osteoporose)
Zyklusstörungen
Unfruchtbarkeit

All das sind Beschwerden, die für eine Überfunktion sprechen. Arbeitet die Schilddrüse fehlerhaft oder zu langsam, dann müssen Sie mit folgenden Symptomen rechnen:

Beschwerden bei Schilddrüsenunterfunktion

Niedrige Körpertemperatur
erhöhte Kälteempfindlichkeit
Ödeme (Schwellungen durch Wassereinlagerungen, besonders an Lidern, Gesicht, Extremitäten)
Kloß im Hals
Druckgefühl am oder im Hals
Strangulationsgefühl
häufiges Räuspern und Hüsteln
heisere oder belegte Stimme
depressive Verstimmung
Motivationslosigkeit
Antriebslosigkeit
Muskelschwäche
Muskelverhärtungen
trockene, rissige Haut
Juckreiz
trockene Schleimhäute
brüchige Haare und Fingernägel
Haarausfall
schnelle und starke Gewichtszunahme
Übelkeit
Verdauungsstörungen
Wachstumsstörungen
Herzvergrößerung
verlangsamter Herzschlag
verringerte Libido
Zyklusstörungen
Augenbeschwerden
Gelenkschmerzen
Konzentrations- und Gedächtnisstörungen
Müdigkeit

Diagnostische Abklärung

Der Heilpraktiker – hier die falsche Adresse

Sie suchen also mit dieser Liste den Arzt Ihres Vertrauens auf, jemanden, der ein Ultraschallgerät sein Eigen nennt und Laborbefunde abnimmt und beurteilt. Warum sage ich an dieser Stelle »Arzt« und nicht »Heilpraktiker«? Weil es nur wenige Heilpraktiker gibt, die eine objektive, den derzeit geltenden wissenschaftlichen Kriterien entsprechende Abklärung durchführen können. Der Beruf des Heilpraktikers ist so frei, dass Sie auf diesem Betätigungsfeld zwar durchaus Menschen erleben können, die besser arbeiten als die meisten Ärzte. Man erlebt aber auch Heilpraktiker, die wenig mehr medizinisches Wissen aufweisen als man selbst. Darunter gibt es wiederum welche, die Wissen behaupten, das sie nicht haben, oder solche, die krauses Gedankengut präsentieren, das Ihnen auf dem Weg zu einer gesünderen Schilddrüse nicht weiterhelfen kann. Und die »Untersuchungsmethoden«, die Heilpraktiker oft anwenden, stammen entweder aus der Vorzeit der technologischen Entwicklung, oder sie sind das Produkt eines Menschen mit einer sehr eigenwilligen Lebensperspektive, die richtig oder falsch sein mag. Jedenfalls aber sind es Methoden, deren Wert sich unter objektiven Gesichtspunkten nur sehr eingeschränkt beurteilen lässt. Damit will ich nicht sagen, dass Dunkelfeldmikroskopie, Bioresonanz und anderes mehr keinen Wert haben. Wohl aber will ich sagen, dass viele Menschen, die diese und andere Methoden anwenden, manchmal richtige, manchmal aber auch falsche Ergebnisse damit erzielen, die zu falschen Gewissheiten führen und die Menschen mit der Vorstellung quälen, an etwas erkrankt zu sein, das sie nicht haben. Ebenso wie manche Drohungen der Schulmediziner sind auch die Schreckensbilder von »vergifteten«, »verschlackten« oder »übersäuerten« Organen und Menschen, wie sie manche Heilpraktiker uns vorgaukeln, böse Hexenkunst, auf die die Menschheit meiner Meinung nach gut und gern verzichten kann.

Was gehört heute in Bezug auf die Schilddrüse zum Grundstock der medizinischen Untersuchungsmethoden? Antwort auf diese Frage gibt der nachfolgende Überblick.

Körperliche Untersuchung mit den Händen

Mit Betasten kann man die Härte der Schilddrüsenknoten oder einer entzündeten Schilddrüse beurteilen und dabei zugleich überprüfen, ob die Knoten mit der Umgebung verwachsen sind oder nicht. Besonders diese zweite Aussage ist sehr wichtig, wenn es um die Frage geht, ob ein Karzinom oder ein harmloser Knoten vorliegt. Man sieht und spürt auch, ob die Haut feucht oder trocken ist – Aussagen, die für die Naturheilkunde große Bedeutung haben. Weiche Knoten sind oft mit Flüssigkeit gefüllte Beutel, die man Zysten nennt. Je härter ein Knoten ist, desto stärker ist er mit Bindegewebe verwachsen oder vielleicht sogar verkalkt.

Ultraschall

Erste Hinweise, ob gut- oder bösartig

Die Ultraschalluntersuchung ist ein harmloses bildgebendes Verfahren, bei dem Sie Ihre Schilddrüse im Schnittbild, auch genannt Sonogramm, auf einem Bildschirm sehen können. Flüssigkeiten sind hier dunkel, festes Bindegewebe ist hell. Knochen und luftige Anteile können nicht beurteilt werden. Das Bild eines Knotens im Ultraschall kann vielfältig sein. Für den Untersucher wichtig ist die Frage, ob der Knoten bösartig sein könnte. Ein bösartiger Knoten wuchert in die Umgebung ein, kann leicht zerfallen, wird eher ein dunkles Bild abgeben. Ein gutartiger Knoten wächst eher kugelig, hat eine helle Kapsel und scheint das umliegende Gewebe zu verdrängen. Auch die Ähnlichkeit zwischen Knotengewebe und Schilddrüsengewebe ist eine wichtige Frage. Je ähnlicher der Knoten dem »Muttergewebe« ist, desto weniger Bedeutung hat er.

Große Aussagekraft: die Signatur eines Knotens

Aus naturheilkundlicher Sicht sind Form und Struktur eines Knotens das Abbild der Krankheit oder des krank machenden Konflikts. Diese Anschauungsweise stammt aus der Signaturenlehre, die die Grundlage der Erkennung von Heilpflanzen ist. Sie folgt der Überzeugung, dass eine Heilpflanze durch ihre Gestalt, durch die Farbe ihrer Blüten, durch ihr Wachstumsverhalten und durch vieles andere mehr Zeichen setzt, die uns in die Lage versetzen sollen, ihren Wert als Heilmittel zu erkennen. In ähnlicher Weise macht es natürlich einen Unterschied, ob ein Knoten weich oder hart ist oder groß oder klein, und ob er rasch oder nur langsam wächst. Die Signatur so eines Knotens sagt uns, womit wir es zu tun haben, und lenkt den Blick darauf, welches Heilmittel am ehesten in Anspruch genommen werden muss, um das Problem zu lösen.

Szintigramm

Unterscheidung von »kalten« und »warmen« Knoten

Sie bekommen dabei einen Tracer gespritzt, stellen sich vor einen Schirm und sehen dann als helle Lichtpunkte jene Areale der Schilddrüse, die Jod einlagern. Die Lichtstärke kann auch grafisch in Farbe umgesetzt werden, wobei Weiß und Gelb, Orange und Rot Graduierungen einer sehr intensiven Tätigkeit darstellen und Grün oder Blau schwache Aktivität markieren. So können Sie »kalte« von »warmen« Knoten unterscheiden. Viele Menschen haben Angst vor dieser Untersuchung, weil dabei Radionuklide eingesetzt werden, strahlende Substanzen. Diese Angst können Sie bei nüchterner Betrachtungsweise wirklich vergessen, da die Belastung des Körpers hierbei sehr gering ist. Nur wenige Menschen wissen, welcher Intensität an Strahlung wir vonseiten der Erde und des Kosmos ausgesetzt sind, und diese natürliche Strahlenbelastung ist weit größer als die einer Szintigraphie. Die Information aber, die wir bei dieser Untersuchung erhalten, ist sehr wertvoll. Denn es macht einen riesigen Unterschied, ob ein Schilddrüsenknoten an der Herstellung von Hormonen beteiligt ist oder nicht. Und wenn ja, ob er auf die Kommandos des Körpers hört oder nicht.

Das Szintigramm wird nur selten beim Erstkontakt zwischen Arzt und Patient durchgeführt werden, und wenn man sich zu dieser Untersuchung entschließt, dann eigentlich nur in Fällen, in denen jemand Überfunktionsbeschwerden und im Ultraschall dunkel aussehende Knoten hat beziehungsweise solche Knoten, die mögliche Krebsherde sein könnten.

Röntgenbilder

Ein Röntgenbild zeigt Ihnen in Form heller oder dunkler Schatten alle Gewebe, auch die knochigen oder lufthaltigen. Es ist, als würde ein Lichtstrahl durch den Körper gehen. Den größten Vorteil bietet diese Untersuchung, wenn es um die Frage geht, ob ein Schilddrüsenknoten auf die Luftröhre drückt, denn man kann die Engstelle in der Luftröhre gut darstellen. Diese Untersuchung hat aber nur Bedeutung, wenn Sie einen großen Kropf haben und an eine Operation gedacht wird. Auch hier ist die Strahlenbelastung des Körpers sehr gering, da nur in einem kleinen Ausschnitt am Hals ein Röntgenbild gemacht wird.

Computertomographie (CT) und Kernspintomographie (MR)

Tomogramme sind Aufnahmen, die dadurch entstehen, dass man eine Röntgenkanone (beim CT) oder einen elektromagnetischen Impulsgeber (beim MR) um den Körper im Kreis bewegt (MR oder MRT: steht für Magnetresonanztomographie). Die dabei erzeugten Schichtbilder ähneln denen des Ultraschalls, können aber die Strukturen klarer und umfassender darstellen. Das CT verursacht eine höhere Strahlenbelastung als ein Szintigramm, beim MR entsteht keine Strahlenbelastung.

Man führt diese Untersuchungen im Wesentlichen durch, um Ultraschallbefunde zu überprüfen. Ich ziehe in allen Fällen das Kernspin vor, weil dabei keine Röntgenstrahlung zum Einsatz kommt, habe aber bei Schilddrüsenknoten nur selten ein Kernspin angeordnet, da bei diesem Befund eine solche Untersuchung zumeist nicht erforderlich ist.

Gewebeprobe

Man nennt diese auch oft »Punktion« oder »Histologie«. Gemeint ist Gewebe, das mit einer Punktionsnadel aus der Schilddrüse entnommen, auf einen Objektträger gestrichen und gefärbt wurde. Unter dem Lichtmikroskop betrachtet kann man die Anordnung und das Aussehen von Zellen beurteilen und relativ klar Gutartiges von Bösartigem unterscheiden.
Meiner Ansicht nach wird etwas zu viel punktiert, und die Befunde der Pathologen sind oft »wachsweich«, versuchen, sich gegen Fehldiagnosen abzusichern. Hat man aber den konkreten Verdacht auf einen Tumor, sind sie sehr hilfreich, weil dann klare Hinweise auf den vorliegenden Gewebetyp erfolgen. Es besteht ein Unterschied, ob Ihr Schilddrüsenkarzinom Zellen aufweist, die nicht mehr an die Schilddrüse erinnern, oder ob es sich dabei um Schilddrüsenzellen mit einzelnen atypischen Charakteristika handelt. Je nach Ergebnis wird bei Schilddrüsenkrebs das therapeutische Vorgehen geplant. Mitunter lässt sich aus einer Gewebeprobe auch ein Krebs erkennen, der aus einem anderen Bereich des Körpers kommt und die Schilddrüse oder einen nahe gelegenen Lymphknoten nur nebenbei befallen hat.

Laborwerte

Man bestimmt zur Schilddrüsenabklärung einerseits die freien Schilddrüsenhormone Trijodthyronin (fT3) und Thyroxin (fT4). Sie werden von der Schilddrüse gebildet und bestehen aus Jod, das an Aminosäuren gekoppelt wurde und dadurch für den Körper verständlich wird.

Weiterhin überprüft man den Spiegel des Thyreoidea-stimulierenden Hormons (TSH), das von der Hirnanhangsdrüse (Hypophyse) ausgeschüttet wird und die Hormonproduktion der Schilddrüse steigert. Wenn kein TSH messbar ist, liegt eine starke Schilddrüsenüberfunktion vor. Ist das TSH hoch, deutet dies möglicherweise auf eine Unterfunktion hin. Die Frage, wie hoch ein TSH-Wert werden darf, wird kontrovers diskutiert. Deshalb sei an dieser Stelle ein Diskurs gestattet. Und dieser beginnt mit der Frage:

Welches TSH ist normal?

Hohes TSH – Hinweis auf eine Unterfunktion

Das die Schilddrüse stimulierende Hormon TSH wird von der Hirnanhangsdrüse ausgeschüttet, wenn der Körper meint, dass er zu wenig Hormone zum Leben hat. Je höher der TSH-Wert, desto wahrscheinlicher ist es, dass Sie eine »faule« Schilddrüse haben, die zu wenig Leistung bringt. In dieser Situation entstehen die meisten harten Schilddrüsenknoten. Dieser Zustand ist auch für den, der daran leidet, sehr unangenehm, denn wir sind dann nicht so, wie wir uns eigentlich als Person empfinden. Unsere Persönlichkeit in einer Unterfunktion ist weit passiver, unser Blick auf die Welt dunkler, und unser Körper wirkt älter und funktioniert auch schlechter. Ist es deshalb besser – wie das viele tun –, im Zweifelsfall gleich als vorbeugende Maßnahme Schilddrüsenhormone zu nehmen, die das Angebot an die Körperzellen erhöhen? Mitunter ja. Man kann dabei aber auch Schaden anrichten, wenn man manche Bereiche des Körpers überreizt. Beispielsweise ist das Reizleitungssystem des Herzens sehr sensibel, und wenn es zu einem Überangebot von

Schilddrüsenhormon kommt, können Rhythmusstörungen die Folge sein.

Niedriges TSH – Hinweis auf eine Überfunktion

Je niedriger das TSH, desto wahrscheinlicher leben wir in einer Überfunktion. Wir empfinden jetzt weit intensiver, aber stellenweise zu intensiv. Das drückt sich im seelischen Bereich in Angstgefühlen aus, in Hektik, in mangelnder nervlicher Belastbarkeit. Auch geistig scheint alles viel schneller zu gehen, als wir es überhaupt verarbeiten können. Und unser Körper steht wie unter Strom. Alles arbeitet stärker, als wir das brauchen, und das führt zu einem Raubbau an unseren Organen. Bei Pflanzen nennt man so etwas Panikblüte. Beim Menschen hat dies zur Folge, dass der oder die Betreffende viel intensiver lebt und vorübergehend auch frisch und jung aussieht. Aber dieser Zustand des Aufgedrehtseins hat gravierende Folgen. Man verliert an Gewicht, das Herz wird schnell und unregelmäßig und kann durch den schnellen Herzschlag und den daraus entstehenden Bluthochdruck eine Schwäche entwickeln und vieles andere mehr. Zum Vergleich noch einmal die Unterfunktion: Sie drückt sich durch Teilnahmslosigkeit, inneren Rückzug, Schwäche, Kälteempfindung, Schlafneigung, Gewichtszunahme und Verlangsamung aller Lebensfunktionen aus.

Viele Menschen können sich mit diesen Beschreibungen identifizieren. Das heißt aber nicht immer, dass sie eine Schilddrüsenproblematik aufweisen. Oft bedeutet es, dass die Betreffenden einfach falsch leben, indem sie zu viel leisten, sich zu wenig entspannen und den Körper mit übertriebener Nahrungsaufnahme aufputschen, in der Hoffnung, so die gestellten Aufgaben erfüllen zu können. Gehen diese Symptome mit einer Erhöhung des TSH einher, kann die Gabe von Schilddrüsenhormon jedoch gegen diese Beschwerden helfen.

Man muss also besonders darauf achten, Überfunktionen der Schilddrüse, wie sie beim Morbus Basedow oder beim autonomen Adenom passieren können, rasch zu erkennen, denn die können brandgefährlich sein, indem sie das Herz schwächen. Dazu gehört auch die Schildddrüsenüberfunktion, die durch die Gabe von L-Thyroxin, verschrieben von wohlmeinenden Ärzten, ausgelöst wird. Viele starren beim Versuch, Über- oder Unterfunktion zu erkennen, nahezu hypnotisiert auf Laborwerte wie das TSH. Tatsächlich muss der Blick aber immer zuerst auf den Menschen gehen und das, was er empfindet, mit dem TSH verglichen werden. Denn nur so wird man ihm und seiner Krankheit gerecht.

Wichtiges Kriterium: der Grad des Wohlbefindens

Die beste »Dosiskontrolle« ist also das Befinden des Menschen. Ist dieses gut, kann man dann den TSH-Wert messen, um zu erfahren, wo das TSH im gesunden Zustand stehen sollte. Liegt es bei einer späteren Messung um diesen Wert, funktioniert wahrscheinlich auch die Schilddrüse regelgerecht. Welches TSH aber »in Ordnung« ist, legen nicht Labors fest, die Mittelwerte für die Bevölkerung annehmen und der Einzelperson als Referenz anbieten, sondern das bestimmt das Befinden dieser Einzelperson. Verengt man die in der Bevölkerung gemessenen Mittelwerte nämlich auf eine mathematische Größe, kann es schon vorkommen, dass Ärzte von all ihren Patienten ein TSH von 1,0 ng/dl fordern. Und diese Denkweise ist völlig falsch. Denn es kann nicht sein, dass Menschen künstlich erzielten Normen folgen sollen, die nur etwas mit Mathematik zu tun haben, nicht aber mit Biologie. Es gibt oft gute Gründe, warum manche Menschen mit einem vermeintlich »zu niedrigen« TSH von 0,5 ng/dl oder einem vermeintlich »zu hohen« von 2,0 ng/dl einfach besser »drauf« sind, sich wohlfühlen, energetisch die beste Leistung in ihrem Leben erbringen. So gesehen kann ein und derselbe TSH-Wert oft bei einer Person »normal« sein, während er bei einer anderen Person als »krankhaft« einzustufen ist. Diese Notwendigkeit zu differenzieren ist aber nicht unbedingt alltagstauglich, wie das Leben zeigt. Hier häufen sich von Praxis zu Praxis und von Patient zu Patient Missverständnisse, und es herrscht in Bezug auf das TSH mittlerweile eine Kakophonie wie einst beim Turmbau zu Babel. Es ist schwierig, diese Vielstimmigkeit wieder in eins zu zwingen. Der beste Kompromiss, den ich mir vorstellen kann, ist deshalb die Forderung, die gemessenen TSH-Werte einer einzelnen Person mit dem Grad ihres Wohlbefindens zu vergleichen und dabei festzulegen, welches TSH für diese Person das beste ist.

Autoantikörper und Tumormarker

Kehren wir nun zu weiteren Laborwerten zurück. Große Bedeutung haben in den letzten Jahren die Autoantikörper gewonnen, das heißt, Antikörper, die gegen körpereigene Substanzen wirken. Denn die Anzahl der Menschen, die am Morbus Basedow oder der Hashimoto-Thyreoiditis leiden, ist deutlich gestiegen. Teilweise wird hier unnötig Panik gemacht. Der »Anstieg« der Erkrankungshäufigkeit hängt auch damit zusammen, dass mittlerweile labortechnisch die Möglichkeit besteht, Autoimmunprozesse immer genauer zu erfassen, und dabei werden Menschen, die aus unklaren Gründen ein paar Autoantikörper im Blut aufweisen, sofort in den großen Topf der Erkrankten geworfen, selbst wenn einem die Erfahrung sagt, dass geringe Autoantikörper-Spiegel keine Beschwerden machen und beispielsweise nach einer Schwangerschaft im

Blut der Mutter öfter vorkommen, ohne dass man hier von einer Krankheit sprechen kann.

Calcitonin und Thyreoglobulin – Tumormarker bei Schilddrüsenkrebs

Die Autoantikörper gegen Schilddrüsengewebe wurden früher mit der handfesten Bezeichnung MAK, TAK, TRAK belegt, was vielleicht ein bisschen zu sehr an Walt Disney erinnerte, weshalb man heute die Begriffe Thyreoperoxidase-Antikörper (TPO-AK), Thyreoglobulin-Antikörper (Tg-AK) und TSH-Rezeptor-Antikörper (TRAK) bevorzugt. Diese Werte gehören zur Grundabklärung der Schilddrüse, da ein Großteil der Überfunktionen und Entzündungen aus diesem Bereich kommt, was auch wichtige Hinweise auf die Beschaffenheit und Natur von Schilddrüsenknoten liefert. Darüber hinausgehende Bestimmungen sind die Hormone der Nebenschilddrüse, Parathormon und Calcitonin, und die Alkalimetalle Calcium und Phosphor sowie Calcitonin und das Thyreoglobulin als Tumormarker bei Schilddrüsenkrebs. Das Calcitonin ist erhöht beim medullären Schilddrüsenkarzinom, einer Sonderform, bei der an Nebenschilddrüsengewebe erinnernde Teile der Schilddrüse befallen sind, die sich mit dem Aufbau der Knochen beschäftigen. Und das Thyreoglobulin, die Speicherform der Schilddrüsenhormone, hat Bedeutung nach Entfernung der Schilddrüse, wenn man wissen will, ob Metastasen vorhanden sind, die ja bei einem differenzierten Schilddrüsenkarzinom durchaus noch Thyreoglobulin bilden können. Weitergehende Laborbestimmungen verlassen diesen eng gesteckten Rahmen, innerhalb dessen Aussagen über die Schilddrüse möglich sind, können aber sehr hilfreich sein, wie beispielsweise der Selen-, Kupfer- oder Zinkspiegel bei der Hashimoto und vieles andere mehr.

Normwerte der Schilddrüse bei Erwachsenen

Nachfolgend eine Übersicht über die Normwerte der Schilddrüse bei Erwachsenen. Für Kinder und Jugendliche gibt es eigene Tabellen je nach Alter.

T4: 5,5–11,0 µg/dl oder 77–142 nmol/l
freies T4 (fT4): 0,8–1,8 ng/dl oder 10–23 pmol/l

T3: 0,9–1,8 ng/ml oder 1,4–2,8 nmol/l
freies T3 (fT3): 3,5–8,0 ng/l oder 5,4–12,3 pmol/l

TSH: 0,3–4,0 mU/l
Der obere Normwert für TSH stimuliert reicht bis ca. 20 mU/l. Ein darüber liegender Wert deutet meist eine Schilddrüsenunterfunktion an.

Antikörper gegen Thyreoglobulin (TAK):
Negativ: < 100 U/ml
Grenzwertig: 100–200 U/ml
Positiv: > 200 U/ml

Antikörper gegen Schilddrüsenperoxidase (TPO-AK oder MAK):
Negativ: < 100 U/ml
Grenzwertig: 100–200 U/ml
Positiv: > 200 U/ml

Antikörper gegen den TSH-Rezeptor (TRAK):
Negativ: < 9 U/ml
Grenzwertig: 9–14 U/ml
Positiv: >14 U/ml

Fazit

Die Ergebnisse der diagnostischen Abklärung sollten Ihnen umfassend mitgeteilt und die dabei erhobenen Befunde ausgehändigt werden. Das hat der Gesetzgeber so festgelegt. Zwar gibt es vereinzelt Ärzte, die Befunde horten, in der Absicht, sich dadurch die »Befehlsgewalt« über den Patienten zu bewahren, aber das ist nicht nur unanständig, sondern auch ungesetzlich. Die Extremform dieses verabscheuenswerten Verhaltens zeigen übrigens manche Homöopathen, die sich weigern, ihren Patienten die Arzneien mitzuteilen, die sie angewandt haben. Solche Umgangsformen können scheinbar nur in Kreisen gepflegt werden, die sich allzu sehr altem Gedankengut, das heißt der Vorstellung vom unmündigen Patienten, verpflichtet fühlen. So gesehen ist Ihnen zu wünschen, dass Sie in die Praxis einer Homöopathin oder eines Homöopathen kommen, die nicht streng nach Samuel Hahnemann (1755–1843, Begründer der Homöopathie) verfahren. Sie erkennen solche Therapeuten daran, dass sie mit Ihnen ein normales Gespräch führen können, ohne – zumeist mit Unterstützung des Computers – den ellenlangen Symptomfragebogen nach James Tyler Kent (1849–1916) abzuklappern, der den Geist und die Methodik des 19. Jahrhunderts widerspiegelt.

Die Größe der Schilddrüse

Kropf: eine selbstständige Kontur

Wenn Sie einen Schilddrüsenknoten haben, werden Sie mit dem Etikett »Struma nodosa« belegt, was nicht ganz richtig ist. Wörtlich übersetzt heißt »Struma nodosa«: »knotig vergrößerte Schilddrüse« oder »knotiger Kropf«. Von einer Struma sollte man also nur sprechen, wenn die Schilddrüse auch wirklich vergrößert, also »kropfig« ist. Ab wann aber hat man einen »Kropf«? Als vergrößert gilt eine Schilddrüse, wenn sie sich am Hals beim Zurücklegen des Kopfes als selbstständige Kontur abzeichnet. Je stärker sie also auffällt, desto kränker ist sie auch. Schwieriger wird es schon mit metrischen Angaben, die besagen, dass die Schilddrüse der Frau bis zu 18 ml Volumen und die des Mannes bis zu 25 ml Volumen betragen darf. Hier ist die Frage zulässig: Wer hat das denn festgelegt? Angaben wie diese täuschen eine Normalität vor, die nur für die Mehrheit der Menschen gilt, nicht aber für alle Menschen, die gesund sind. Nicht alle, die durch dieses Raster fallen, sind krank. Sicherlich gibt es Vergrößerungen, die so stark sind, dass man eine Krankheit schon deshalb vermuten wird, weil hier das übliche Maß deutlich überschritten wird. Das Maßlose ist ja definitionsgemäß auch krank und das rechte Maß finden zu können das Geheimnis der Gesundheit. Eine krankhafte Veränderung ist auch der Schilddrüsenknoten. Er kann nie normal sein, egal, wie groß die Schilddrüse ist.

Ähnlich schwierig ist es, Aussagen darüber zu treffen, ob eine Schilddrüse noch groß genug oder schon zu klein ist. Ab wann eine Schilddrüse zu klein ist, kann man mit Größenzuordnungen allein schlecht festlegen. Die Schilddrüsen von Frauen sind kleiner als die von Männern, das ist bekannt. Sind aber Schilddrüsen mit 5 ml Gesamtvolumen dann noch okay? Wahrscheinlich schon. Manche Schilddrüsen haben nach meiner Erfahrung nur 2 oder 3 ml Volumen und funktionieren gut. Heißt das, dass sie in Bezug auf ihre Leistungsfähigkeit am letzten Faden hängen, oder waren diese Schilddrüsen vielleicht immer so klein und haben dennoch stets ausreichend Hormon produziert? Um diese Frage zu beantworten, misst man das TSH. Wenn es sehr hoch ist, kann man das als Zeichen einer Schilddrüse nehmen, die zu wenig Hormon produziert, und dann die geringe Größe als Erklärung nehmen. Ist aber das TSH normal und geht es dem Menschen gut, wird man die kleine Schilddrüse als noch groß genug einstufen.

L-Thyroxin – ein gefährliches »Allheilmittel«

Viele Therapeuten drücken sich um die Beantwortung dieser Fragen und verschreiben einfach L-Thyroxin, in der Annahme, dass viel auch viel hilft. Doch das sind Scheintherapien, die viel Geld kosten und nicht selten auch die Nerven der Menschen, die sie erdulden müssen. Denn es gibt viele Menschen, deren Schilddrüsen so eine medikamentöse »Hilfe« von außen nur schlecht vertragen. Die Betroffenen leiden in der Regel an einer Reaktionsstarre der Schilddrüse. Wenn sie L-Thyroxin schlucken, kommt das beim Körper übel an, denn die Schilddrüse produziert weiter ihre übliche Hormonmenge und denkt gar nicht daran, sich auf den Nachschub durch die Tablette zu verlassen. Das Resultat: Da vorübergehend zu viel Hormon im Blut schwimmt, kommt es zu einer »Überfunktion« mit allen damit verbundenen Beschwerden, von Angst über Herzrasen und Blutdruckentgleisungen bis hin zu Schwitzen, Gewichtsverlust, Durchfall und vielem anderem mehr.

Ich schildere das alles, um Ihnen zu zeigen, wie wichtig Ihre Empfindungen sind. Wenn Sie eine Schilddrüsentherapie bekommen,

Immer auf die innere Stimme hören

müssen Sie deren Wirkung auf den Körper prüfen, indem Sie in sich hineinhorchen. Sollten Sie schon beim Nachdenken über eine Therapie eine große Abwehr empfinden, ist das ernst zu nehmen. Der Körper ist oft klüger, als wir glauben, und sagt uns über unseren Instinkt, was gut oder schlecht für uns ist. Diese Stimme müssen wir hören, um gute Arzneien zu finden und falsche zu vermeiden.

Naturheilkunde als erster Schritt

Wenn Ihr Schilddrüsenknoten diagnostisch gut abgeklärt ist, können Sie abschätzen, wie viel Zeit Sie für eine sanft regulierende Therapie haben. Bei einem Krebsknoten wird man sich in den allermeisten Fällen auf eine Operation oder Bestrahlung, vielleicht auch eine Chemotherapie einlassen, da hier eine Krankheit vorliegt, die auf regulierende Therapien nur selten anspricht und sich auch in kurzer Zeit verschlechtern und zum Tod führen kann.

Bei allen anderen Formen der Schilddrüsenknoten haben Sie Zeit. Bei einem entgleisten autonomen Adenom, das Sie schon in eine erhebliche Überfunktion gebracht hat, mag es notwendig sein, durch schulmedizinische Schilddrüsenblocker wie Carbimazol oder Thiamazol zuerst Ruhe in die Situation hineinzubringen, bevor man mit sanften Arzneien heilende Maßnahmen ergreifen kann. Aber in vielen Fällen gelingt selbst da durch Aussparen von Jod in der Nahrung und den Einsatz von pflanzlichen Schilddrüsenblockern eine erste Stabilisierung, bevor Geist, Körper und Seele wieder in die Lage versetzt sind, auf dem Weg zur Heilung hin umorientiert zu werden.

Zeitrahmen festlegen

In allen Fällen empfehle ich, für die naturheilkundlichen Maßnahmen einen bestimmten Zeitrahmen zu festzulegen, innerhalb dessen erste deutliche Zeichen einer Heilung auftreten müssen. Wenn Sie mit Schüßler-Salzen oder Homöopathie arbeiten, müssen Sie binnen drei Wochen eine deutliche Umstimmung zum Besseren feststellen können, die Sie in diesem Stadium daran erkennen, dass Ihnen Kraft zuwächst, dass Sie besser schlafen und dass Sie eine positive

Grundstimmung erleben. Ein Schilddrüsenknoten kann in manchen Fällen schon innerhalb von Tagen schrumpfen. Spätestens nach sechs Wochen muss eine Verkleinerung im Ultraschall nachweisbar sein, damit von einer Effektivität der Behandlung gesprochen werden kann.

Im Einzelfall – sanfte Behandlung auch über Jahre

Wenn Sie kurz nach Beginn der Behandlung gar nichts merken, ist das kein gutes Zeichen. Und wenn nach sechs Wochen der Knoten noch keine Veränderung zeigt, haben Sie nichts erreicht. Je nachdem, wie viel Zeit für weitere Versuche bleibt, sollten Sie spätestens dann die Therapie wechseln. Einen Großteil der Schilddrüsenknoten kann man im Einzelfall auch über Jahre sanft zu behandeln versuchen, vorausgesetzt, sie wachsen dabei nicht. Jede Verschlechterung des Befundes aber zwingt zu einer Neueinstufung mit der Frage, ob man das konzentrierte Arbeiten mit der Naturheilkunde beenden möchte, eher den entschiedenen Weg einer Operation oder Bestrahlung geht oder – was in vielen Fällen ja auch möglich ist – den Knoten einfach unbehandelt lässt und sich darauf beschränkt, ihn in Abständen zu beobachten.

Schulmedizin als mögliche Alternative

Dem eigenen Instinkt vertrauen

Aus der Sicht des Naturheilkundlers ist die Operation eines Schilddrüsenknotens keine Lösung im engeren Sinn, sondern eine Strecke auf dem Weg der Krankheit, von der man oft nicht sagen kann, ob sie nun in Richtung Gesundung oder Verschlechterung führt. Manche Menschen sind einfach froh, einen Knoten los zu sein – vor allem, wenn er am Hals optisch von außen sichtbar war. Andere leiden nach der OP unter dem Energiestau in der Narbe, was sich durch Wulstbildung, aber auch viele andere Beschwerden in benachbarten Organen ausdrücken kann, oder tragen einen Schaden davon wie die Verletzung des Stimmbandnervs. Hüten Sie sich deshalb vor vorschnellen Urteilen darüber, ob eine Operation für Sie nun gut oder schlecht sein wird. Verlassen Sie sich hier auf Ihren Instinkt. Es kommt nur darauf an, was *Sie* wollen oder nicht wollen, und diese Gefühle sind wichtiger als jeder medizinisch wohlgemeinte Rat.

Die Mikrowellenablation

Entscheidend: die richtige Dosis

Vielleicht haben Sie als Kind damit experimentiert, was man alles in die Mikrowelle stellen und zum Verschmoren oder Explodieren bringen kann. Wenn ja, dann haben Sie einen Zugang zu einer neuen Therapie gefunden, mit der Schilddrüsenknoten – nun, verschmort werden oder explodieren. Gezielt allerdings und mit Sondensteuerung und gegenwärtig am Uniklinikum Frankfurt, in der Abteilung für Nuklearmedizin, also keineswegs in der heimischen Küche (siehe dazu auch Abschnitt *Nützliche Internetadressen*). Damit will ich nicht sagen, dass an der Uniklinik dabei nichts schiefgehen kann, so wie das damals ja vielleicht auch bei Ihren eigenen Experimenten war. Denn die richtige Dosis von Mikrowellenstrahlen zu finden, das ist prinzipiell nicht ganz leicht.

Im Vergleich zu einer Operation scheint der Eingriff auf den ersten Blick wie ein Kinderspiel. Zuerst erfolgt ein kleiner Stich in die Haut mit Einspritzung eines Lokalanästhetikums. Dann wird eine Sonde unter die Haut direkt an die Schilddrüsenkapsel herangeschoben. Man kann den Weg der Sonde jederzeit im Ultraschall verfolgen. Dann sticht man durch die Kapsel und in den Knoten und platziert die Spitze der Sonde möglichst in der Mitte des Knotens. Zuletzt erfolgt der Stromimpuls, und es entsteht große Hitze im Inneren des Knotens. Anschließend wird die Sonde herausgezogen und falls nötig auch Blutstillung vorgenommen. Pflaster drauf, fertig.

Kein Eingriff ohne Verletzungsrisiken

Was kann hier schiefgehen? Jede Menge. Die Kapsel kann zum Beispiel beim Durchstechen aufplatzen oder einzelne Schilddrüsenläppchen können platzen. Man kann ein Blutgefäß treffen, und es kommt zu einer Einblutung. Man kann die Schilddrüse durchstechen und dabei benachbarte Organe verletzen. Man kann den Knoten trotz aller Bemühungen verfehlen, weil er hart ist. Man kann glauben, man sei im Knoten, befindet sich aber tatsächlich ganz woanders und heizt nun mit Mikrowelle diese Stelle auf und zerstört gesundes Schilddrüsengewebe. Je nach Geschicklichkeit des Arztes oder der Ärztin passiert mehr oder weniger viel. In Europa hat man jahrelang versucht, mit Laser Schilddrüsenknoten zu verkochen, und hat das aufgegeben, weil die Ergebnisse ungenügend waren. Nun also Mikrowelle. Einige Knoten, die man so behandelt hat, sind eindrucksvoll geschrumpft. Aber es gibt verschiedene Arten von Schilddrüsenknoten, und ebenso verschieden sind die Menschen, die mal so und mal so auf Hitze reagieren.

Schädigung des Stimmbandnervs – keine Seltenheit

Wie lange man also den Ablationsimpuls gibt, ist die große Kunst an der Sache. Das muss der Leiter des Eingriffs entscheiden. Je stärker die Hitzeentwicklung ist, desto stärker kann die Wirkung auf das gesunde Schilddrüsengewebe übergreifen und in manchen Fällen sogar die Umgebung der Schilddrüse erfassen. Bei operativen Schilddrüsenentfernungen kommt es in etwa 8 Prozent der Fälle zu Schädigungen des Stimmbandnervs. Bei der Mikrowellenablation geschieht das laut ersten Studien* in etwa der gleichen Anzahl von Fällen. Warum? Weil die Hitzeentwicklung über die Kapsel hinausgegriffen und den Nerv geschädigt hat. Dieser Schaden muss nicht dauerhaft sein, aber manchmal ist er das. Fragen Sie den Arzt, der Sie behandelt, wie oft er diesen Eingriff schon vorgenommen hat und wie oft es dabei zu einem Nervenschaden gekommen ist.

Keine Narkose, kein stationärer Aufenthalt, keine Strahlenbelastung

Der wichtigste Vorteil dieser Behandlung besteht darin, dass er innerhalb weniger Minuten durchgeführt werden kann, ohne stationären Aufenthalt, ohne Narkose und mit nur geringen Schmerzen verbunden. Im Vergleich zur Radiojodtherapie haben wir außerdem die günstige Situation, dass das Verkochen von Gewebe auf den Knoten und die nähere Umgebung begrenzt ist und nicht in den ganzen Körper hineinreicht, wie dies bei der radioaktiven Wirkung der Gammastrahlung der Fall

* http://www.eje-online.org/content/166/6/1031.full.pdf

ist. Bei geschickter Anwendung wird man eine Narbenbildung der Schilddrüse weitgehend vermeiden und sie auf das knotige Gewebe beschränken können. Manches vom zerstörten Gewebe wird auch vom Körper abgebaut. Eine kleine Narbe wird nach diesem Eingriff immer bleiben. In fast allen Fällen der Behandlung von Schilddrüsenknoten kommt es nach der Mikrowellenablation zu einer deutlichen Größenminderung. Es sind damit auch schon Fälle von Schilddrüsenkrebs erfolgreich behandelt worden, und das mit einem kleinen Eingriff, der wie gesagt keine Narkose erfordert.

Im Grunde genommen geht also Hoffnung von diesem Eingriff aus, der in China – wo die meisten wissenschaftlichen Publikationen erschienen sind – seit 2008 schon bei Tausenden von Patienten durchgeführt wurde und vielleicht bald neben der Operation als Therapie der Wahl gelten wird. Wie sich die Sachlage in Deutschland entwickeln wird, ist derzeit noch nicht abzusehen. Jährlich finden bei uns 100 000 Schilddrüsenoperationen statt. Vielleicht wird man einmal einen großen Teil davon mit dieser Methode behandeln und sich so viele chirurgische Eingriffe sparen können.

Aus naturheilkundlicher Sicht bietet sich dieser Eingriff in Fällen an, in denen jeder sanfte Versuch einer Größenminderung gescheitert ist und eine Wachstumstendenz des Knotens besteht. Oder bei Schilddrüsenkrebs. In beiden Fällen legt die Behandlungsresistenz des Knotens nahe, dass er zerstört werden muss, wenn er dem Menschen nicht gefährlich werden soll. Unter den zerstörenden Maßnahmen ist die Mikrowellenablation derzeit jedenfalls die beste.

Schilddrüsenkrebs

In Deutschland erkrankt im Jahr jeder 16 000ste an Schilddrüsenkrebs. Das ist nicht besonders häufig, aber ein Risiko, das man bedenken muss. Die gefährlichste Zeit ist das mittlere Lebensalter, kurz nach der Midlife-Crisis, sozusagen. Schilddrüsenkrebs verursacht harte, mit der Umgebung verwachsene Knoten, die sich durch Naturheilkunde nur schlecht beeinflussen lassen, weshalb hier der Schulmedizin der Vortritt gebührt.
Es gibt vier Arten von Schilddrüsenkrebs:

- Das papilläre Schilddrüsenkarzinom ist dem Gewebe der normalen Schilddrüse am ähnlichsten und breitet sich meist zuerst in die Lymphknoten aus, bevor es weiter Zellen in den Körper streut. Hier haben Sie durch eine Operation die besten Chancen, geheilt zu werden.
- Der follikuläre Typ geht früh ins Blut, ist aber immer noch der Schilddrüse in seiner Funktion ähnlich und kann durch Radiojodtherapie erreicht werden, weil die Krebszellen Jod aufnehmen und dadurch verstrahlt werden.

Diese beiden Krebsarten werden fast immer durch Operation und Bestrahlung geheilt, selbst wenn sie schon fortgeschritten sind.

- Das medulläre Karzinom geht von den Calcitonin-produzierenden Zellen aus, ist durch Operation gut zu behandeln und führt auch dann, wenn es sich weit ausgebreitet haben sollte und an sich als »unheilbar« gilt, in den meisten Fällen erst nach langen Jahren zum Tod.

- Fatal ist das glücklicherweise seltene und auf das höhere Lebensalter beschränkte anaplastische Karzinom, weil es nur im Frühstadium entfernt werden kann, sich rasch ausbreitet und auch innerhalb von Monaten bis wenigen Jahren tödlich sein kann.

Gefahr erst bei wachsenden Krebszellen

Was gibt es Positives über den Schilddrüsenkrebs zu sagen? Man weiß durch Obduktionen von Menschen, die an anderen Ursachen gestorben sind, dass bis zu ein Drittel der Bevölkerung Schilddrüsenkrebszellen in sich trägt. Das heißt, der Krebs ist nicht von Anfang an der große Feind, zu dem er oft gemacht wird, sondern wird erst gefährlich, wenn er einmal zu wachsen begonnen hat. Außerdem kristallisiert sich zunehmend heraus, dass kleine Krebsknoten von bis zu einem Zentimeter Größe sich in den allermeisten Fällen nicht krebsartig verhalten, das heißt, lebenslang nicht wachsen oder metastasieren, weshalb man hier in Fachkreisen zunehmend ein abwartendes Verhalten propagiert und sich zu Beginn darauf beschränkt, die Knoten zu beobachten. Des Weiteren gibt es vonseiten der Naturheilkunde Möglichkeiten, die Ausbildung des Krebses zu verstehen, weshalb man neben und mit der Schulmedizin durchaus versuchen kann, auch mit sanfter Medizin gegenzusteuern. Das Haupteinsatzgebiet liegt hier im Bereich des medullären Karzinoms, das ja schulmedizinisch nur schlecht erreichbar ist und ganz klare Signale sendet, da es bei Menschen auftritt, die Schutz und Sicherheit im Leben suchen. Homöopathische Calciumsalze können hier große Wirkungen tun.

Wappnen Sie sich bei Fällen von gutartigen Knoten gegen die große Bereitwilligkeit von Gesundheitsanbietern, Ihnen eine vollständige Schilddrüsenentfernung angedeihen zu lassen. Manche Ärzte und Krankenhäuser sind heute noch auf einem

Szintigraphien – ohne diagnostische Notwendigkeit

sehr einfachen Stand der Dinge und sehen Schilddrüsenknoten automatisch als etwas an, das operiert werden muss. Ich staune immer wieder darüber, wie undifferenziert hier bei einzelnen Patienten vorgegangen wird. Es ist fast die Norm, einen Knoten, wenn er einmal im Ultraschall gefunden wurde, automatisch mit einer Szintigraphie abzuklären, egal, wie er eigentlich aussieht. Oft ergibt sich im Ultraschallbild ein sehr klarer Befund und man kann sich die Strahlenbelastung dieser Untersuchung sparen. Hat sich in der Szintigraphie dann der Befund eines »kalten« Knotens ergeben, pocht man automatisch auf eine Entnahme einer Gewebeprobe, und das ist meist okay – zumindest wenn sich auch im Ultraschall der Verdacht auf einen Tumor ergeben hat.

Histologische Befunde können in die Irre führen

Besteht dieser Verdacht nicht, sollte man auf eine Biopsie verzichten, und das nicht zuletzt deshalb, weil man hier bei den Befunden unter Umständen in ein Wespennest sticht. Eine Biopsie kann beweisend sein. Die Befunde der Pathologen, die eine Biopsie beurteilen, muss man aber genau lesen. Sie sind so abgefasst, dass sich möglichst wenig Angriffsflächen bieten – sollte man sich mit der Einschätzung der Krankheit getäuscht haben. Der Pathologe im Labor kennt ja keinen Vorbefund und auch nicht den Patienten. Er steht unter einem sehr hohen Erwartungsdruck. Natürlich möchte er bei zweifelhaften Bildern keine harmlosen Befunde durchgeben und dabei riskieren, einmal das Frühstadium eines Krebses übersehen zu haben. Dieser Tatbestand ist der Wahrheitsfindung aber nicht immer dienlich, und schon wieder kommt da ein Automatismus in Gang, bei dem viele Menschen mit zweifelhaften Befunden operiert werden und dann ohne ihre Schilddrüse aufwachen und erst im Nachhinein erfahren, dass der histologische Befund bei der Operation eine völlig harmlose Verknotung gezeigt hat.

Bei Hashimoto: voreilige OPs vermeiden

Besonders bei entzündlichen Erkrankungen wie der Hashimoto-Thyreoiditis gibt es nach Punktion häufig Befunde, die sich so lesen, als würde sich demnächst ein Krebs ausbilden. Und das ist bei diesen Patientinnen (und zu 90 Prozent handelt es sich dabei um Frauen) besonders fatal. Sie werden operiert, und zu der seelischen Verletzung, die oft hinter einer entzündlichen Erkrankung steht, tritt nun eine körperliche Verletzung mit Defektheilung. Natürlich gibt es Krebsknoten, die sich bei der Hashimoto ausbilden können. Sie zu erkennen ist wichtig, um sie rechtzeitig chirurgisch entfernen zu können. Ebenso wichtig aber ist es, Menschen ohne Krebs unnötige Verletzungen zu ersparen, die möglicherweise ihre seelische Ausheilung behindern. Hier kann oft eine zweite oder gar eine dritte Punktion Gewissheit darüber verschaffen, womit man es zu tun hat, bevor die ganze Schilddrüse verloren geht.

Radiojodtherapie – nicht empfehlenswert beim autonomen Adenom

Ähnlich kritisch sehe ich die Bestrahlung, die gegen das autonome Adenom – das heißt den warmen oder heißen Knoten – in Stellung gebracht wird. Die Radiojodtherapie, wie man sie auch nennt, ist ein elegantes Verfahren beim Schilddrüsenkrebs, der noch Jod aufnimmt, denn mit der Präsentation eines strahlenden Isotops von Jod bringt man das schädliche Agens direkt in die Krebszelle ein und kann damit eine sehr effektive Therapie auch bei Zellen betreiben, die die Schilddrüse schon längst verlassen haben, um sich in anderen Körperregionen anzusiedeln. Anders sieht es beim autonomen Adenom aus. Zwar gelingt es in den meisten Fällen, die Überaktivität der

Hormonproduktion durch die Bestrahlung zu mindern, doch oft fällt die Schilddrüse nach der Radiojodtherapie völlig aus, und man muss sein Leben lang Tabletten schlucken. Außerdem tritt nicht selten zehn oder zwanzig Jahre nach der Bestrahlung ein Krebs an einem anderen Gewebe am Hals auf, der durch die Radiojodtherapie selbst bedingt ist, die als »Nebenwirkung« Mutationen ausgelöst hat. Ein weiteres Problem ist die chronische Strahlenentzündung, die sich im Hals breitmachen und bei manchen Patienten zu einer Verhärtung der Strukturen führen kann, mit einer großen Anzahl von Beschwerden wie trockener Hals oder Mund, Schwierigkeiten beim Schlucken, chronische Verspannung der Halswirbelsäule und vieles mehr. Und ganz davon abgesehen ist die Therapie selbst nicht »einfach so nebenbei« durchführbar, sondern erfordert, dass Sie aus Strahlenschutzgründen mehrere Tage lang in einem Raum eingesperrt sind.

»Wunderpille« L-Thyroxin

Eine andere Unsitte der Schulmedizin, die so häufig ist, dass man fast vom Regelfall sprechen könnte, ist das regelmäßige Kontrollieren von gutartigen Knoten und die »Behandlung« mit verstärkter Jodgabe oder L-Thyroxin, dem inaktiven Schilddrüsenhormon. Haben Sie sich jemals gefragt, warum L-Thyroxin das am häufigsten verschriebene Pharmakon in Deutschland ist und warum Millionen Menschen L-Thyroxin schlucken? Eine der Ursachen sind Initiativen wie die im Abschnitt *Überflüssig wie ein Kropf?* (siehe Kapitel *Die ganzheitliche Therapie*, *Erstarrungsknoten*) erwähnte Papillon-Studie, bei der man so frech war, bei der Rekrutierung von Probanden bis in den Bundestag zu gehen und die Parlamentarier zu untersuchen. Nachdem die Politiker als Resultat hörten, jeder Dritte von ihnen sei mit einer knotigen Schilddrüse behaftet, war es keine Kunst mehr, die flächendeckende Jodierung gesetzlich durchzusetzen und die in den Arztpraxen so häufig erfolgende Verschreibung von L-Thyroxin durch gesundheitspolitische Lobbyarbeit durchzubringen.

Verschreibung aus zweifelhaften Gründen

Um L-Thyroxin zu verschreiben, dafür gibt es für den schulmedizinisch denkenden Arzt heute tausend, oft widersprüchliche Gründe. Beispielsweise: Entweder Ihre Schilddrüse ist »zu groß«, oder sie ist »zu klein«. Wie groß eine Schilddrüse aber sein darf, lässt sich wahrscheinlich objektiv gar nicht sagen. Durchschnittswerte sind Anhaltspunkte, doch es gibt hier riesige Varianzen bei den Menschen. (Siehe dazu auch Kapitel *Möglichkeiten der Schulmedizin*, Abschnitt *Die Größe der Schilddrüse*.) Ähnlich verhält es sich mit Schilddrüsen, die man als »zu klein« ansieht, vielleicht als Spätstadium einer Entzündung, und die man deshalb mit L-Thyroxin aufpeppen möchte. Das gelingt natürlich nicht. Die Schilddrüse wird durch Inaktivität eher noch kleiner, und die Interpretation, die Entzündung habe nun einen noch größeren Schaden angerichtet und möglicherweise zur weiteren Schrumpfung der Schilddrüse geführt, ist eilfertig, wird aber zur Bestätigung der Strategie genommen, lebenslang L-Thyroxin zu verordnen.

Ein Patient mit Schilddrüsenüberfunktion und Schilddrüsenknoten hat mir kürzlich erzählt, wie ihm ein Arzt L-Thyroxin mit den Worten verordnet hat: »Nehmen Sie davon nicht zu viel, damit es Ihnen nicht schlechter geht.« Das ist so ähnlich, als würde man ein Feuer mit Benzin löschen wollen.

Merken Sie, wie unbedarft die Verschreibung von L-Thyroxin oft ist? Was für ein »Brimborium« hier durch techni-

Folge: die medikamentöse Entmündigung der Schilddrüse

sche Untersuchungen und weiße Arztkittel und Befunde veranstaltet wird, und heraus kommt eigentlich immer nur die Empfehlung, dass die Schilddrüse mit der künstlichen Einnahme von Schilddrüsenhormon übergangen werden soll. Ganz gleich, welches Problem Sie haben, Hauptsache, Sie wählen diese Form der medikamentösen Entmündigung der Schilddrüse. Dass Sie ihr damit die Gelegenheit rauben, die Abläufe im Körper nach eigenem Gutdünken zu regeln, scheint niemanden ernsthaft zu interessieren. Denn wenn Sie regelmäßig und in größeren Mengen Schilddrüsenhormon zuführen, legen Sie auch die Botenstoffachse zwischen Gehirn und Schilddrüse lahm. Die Folge: Ihr Körper bekommt die Dosis, die Ihr Arzt mehr oder minder zufällig aufgeschrieben hat – und das unabhängig davon, wie viel Ihr Körper in verschiedenen Situationen wirklich braucht. Denn in Bezug auf den Bedarf an Schilddrüsenhormon gibt es große Schwankungen je nach Tageszeit oder Jahreszeit, Aktivität oder Lebensalter. Solange sich diese künstliche Steuerung im Rahmen hält, kann die Schilddrüse dann noch einiges ausgleichen, indem sie ihre eigene Funktion zurück- oder wieder hochfährt. Hat man sie jedoch erst einmal entfernt, ist diese Anpassungsreaktion leider nicht mehr möglich. Das ist die schädliche Auswirkung der Manie der meisten Chirurgen, die Schilddrüse möglichst im Ganzen entfernen zu wollen.

Aus meiner Sicht sinnvolle schulmedizinische Eingriffe

Was sollen Sie also tun, wenn die Naturheilkunde bei Ihnen versagt hat? Sollen Sie gleich zum Äußersten schreiten und sich unters Messer legen? Manchmal ist es sinnvoll, noch einmal einen erfahrenen ganzheitlichen Therapeuten aufzusuchen, um zu überprüfen, ob alle Möglichkeiten einer sanft regulierenden Heilung ausgeschöpft sind. Es gibt auch den Fall, dass erste untrügliche Zeichen einer Heilung bereits bestehen, die man aber als Laie falsch interpretiert. Und sicherlich kann auch das Gegenteil der Fall sein: Dass man sich große Erfolge einbildet und einen Reality-Check braucht, eine Begegnung mit der Wirklichkeit. Auch hier hat der Experte die Aufgabe, Sie auf den Boden der Tatsachen zurückzuholen. Das oberste Prinzip ärztlichen Handelns muss immer sein, keinem Patienten zu schaden. Dazu gehört auch die Pflicht, Menschen davor zu bewahren, aus einer gedanklichen Stagnation heraus notwendige und sinnvolle Therapien zu versäumen.

Aus meiner Sicht halte ich in folgenden Fällen schulmedizinische Eingriffe für sinnvoll:

- Wenn es Krebs ist – chirurgische Entfernung, Bestrahlung (und Chemotherapie) je nach Zelltyp und Stadium der Ausbreitung. Die Naturheilkunde kann Nebenwirkungen dieses Vorgehens lindern und ganzheitlich zur Heilung beitragen.
- Wenn ein autonomes Adenom oder ein Morbus Basedow durch keine andere sanfte Maßnahme unter Kontrolle gebracht werden kann, empfehle ich zuerst die Gabe von Schilddrüsenblockern wie Thiamazol oder Carbimazol und in manchen Fällen die chirurgische Entfernung des Knotens

beim autonomen Adenom, im hohen Alter auch die Radiojodtherapie.

- Wenn ein Kropf sehr groß geworden ist und man durch Naturheilkunde, Ernährung und vieles andere mehr innerhalb eines halben Jahres keine Größenreduktion erreicht hat, empfehle ich die Operation.

Möglichkeiten der Naturheilkunde

Diagnostische Abklärung durch den Arzt

Dieses Buch wurde geschrieben, um Ihnen alle gängigen Möglichkeiten zu schildern, selbstständig mit sanften Mitteln gegen Schilddrüsenknoten vorzugehen. In diesem Kapitel soll dieser Anspruch erfüllt werden. Die Aufgabe, Knoten zu verkleinern, macht Spaß, denn es gibt hier so häufig Erfolge, dass man darüber nur staunen kann. Wenn Sie erst in diesem Kapitel zu lesen begonnen haben, möchte ich Sie noch einmal daran erinnern, dass Knoten zunächst diagnostisch abgeklärt werden müssen. Das kann nur der Arzt. Es ist aber darüber hinausgehend auch eine gute Idee, mit einem Arzt in Verbindung zu bleiben, der Sie untersuchungstechnisch begleitet. Denn Sie wollen nicht nur keinen bösartigen Knoten übersehen, sondern auch erkennen, mit welchem »Gegner« Sie es zu tun haben. Ein Morbus Basedow im Schub mit starker Schilddrüsenüberfunktion ist ein sehr starker Gegner, der Sie in kurzer Zeit in die Knie zwingen kann. Solche starken Gegner müssen es in der Anfangsphase mit der großen »Keule« eines Schilddrüsenblockers zu tun bekommen, und diese gibt es nur auf Rezept. Außerdem ist die Begleitung durch einen Arzt, der Untersuchungen durchführt, für Sie eine wichtige Therapiekontrolle. Sie wollen ja auch im Abstand von mehreren Wochen sehen, was Ihre Therapie gebracht hat. Ob Sie sich Verbesserungen nur einbilden, oder ob diese auch konkret messbar, objektivierbar sind. Denn wirkungsvoll sind sanfte Arzneien nur dann zu nennen, wenn der Knoten, den Sie damit behandeln, sich nach einer gewissen Zeit auch tatsächlich verkleinert hat.

Selbstmessungen

Vertrauen ist gut, eigene Kontrolle ist besser

Egal, was ein Arzt misst: Sie sollten gleichzeitig die Befunde, die er erhebt, auch nach Möglichkeit selbst nachkontrollieren. Je größer der Knoten, desto einfacher lassen sich Selbstmessungen durchführen. Vor dem Spiegel, indem Sie ihn ertasten und dann mit dem Maßband die Größe einstufen. Wenn das nicht möglich ist, sagt der Halsumfang einiges aus. Sie halten den Halsumfang auf der größten Höhe des Knotens fest. Gemessen wird vor Beginn der Maßnahme und später, um ihre Effektivität zu überprüfen. Sicherlich kann das Maßband beim Abmessen leicht verrutschen, und der Hals ist auch nicht immer gleich dick, je nachdem, wie sich das Körpergewicht entwickelt oder wo Sie sich im Monatszyklus befinden. Erfahrungsgemäß aber liefert diese Messung sehr verlässliche Werte. Der Halsumfang unterliegt im Gegensatz zu anderen Körperteilen nicht so stark anderen Einflüssen. Vergleichen Sie Ihre Messergebnisse stets mit denen des Arztes. Der führt die Größenbestimmung mit dem Ultraschall durch und kann dabei auch Fehler machen, indem er den Knoten mal so oder mal so vermisst.

Ein Beschwerdetagebuch führen

Zur Selbstmessung gehört ferner das Führen eines Beschwerdetagebuchs. Anhand Ihrer Eintragungen können Sie ersehen, ob die Schilddrüsenstörung, die mit dem Schilddrüsenknoten verbunden ist, sich zum Positiven hin verändert, ob sie gleich bleibt oder sich sogar verschlechtert. Ob Sie aus der Über- oder Unterfunktion, die Sie gerade behandeln, herauskommen. Und ganz entscheidend: Wie Sie sich fühlen, das ist ebenso wichtig wie die Laborwerte, die der Arzt heranzieht, um Therapieerfolge zu überprüfen. Die Höhe von Antikörperspiegeln oder die Messung der Schilddrüsenwerte im Blut sind – sofern im Labor keine Bestimmungsfehler passieren – signifikante Anhaltspunkte, die aber stets im Zusammenhang mit Ihrem subjektiven Befinden betrachtet werden müssen, will man der Wahrheit näher kommen. Erst wenn Subjektives und Objektives miteinander schwingen, kann man wirklich sagen, was in einem Menschen vorgeht. Was Sache ist. Ob Heilung eintritt.

Die naturheilkundliche Einteilung von Schilddrüsenknoten

Knoten – kein lokales Phänomen

Wir haben im Kapitel *Die Schilddrüse verstehen* die schulmedizinische, akademische Einteilung von Schilddrüsenknoten kennengelernt. Der Naturheilkundler wird diese fraglos akzeptieren können, denn sie ist ein Ausschnitt der Wirklichkeit, aber eben nur ein kleiner Teil davon. Diese Einteilung vernachlässigt alles Emotionale, Dynamische und verzichtet darauf, Knoten in ein größeres Bezugssystem einzuordnen. Das wiederum muss der Heiler versuchen. Er wird bestrebt sein, einen Schilddrüsenknoten nicht nur als lokales Phänomen im Körper zu sehen, sondern mit dem »Rest« des Körpers, mit dem Geist und mit der Seele in Verbindung zu bringen. Das ist nicht ganz leicht und darf nicht dogmatisch gehandhabt werden, da man dem Einzelnen gegenüber nie ungerecht werden darf. Immer dann, wenn man als Mensch psychosomatische Strukturen bei anderen Menschen aufzuspüren versucht, stößt man dabei ja sehr schnell an die Grenzen seiner eigenen Individualität. Wissen und Erfahrung spiegeln uns oft Gewissheiten vor, die so nicht bestehen, die sich als Täuschungen entpuppen. Warum ein Mensch einen Knoten in die Schilddrüse setzt, kann man zwar in Regeln zu fassen versuchen, und das ist auch gut so, denn sie liefern Anhaltspunkte. Doch diese Regeln sind für das Individuum, das Schilddrüsenknoten aus seiner Individualität heraus schöpft, nicht verpflichtend. Denn es tut dies das erste Mal in dieser Zeit und an diesem Ort und unter Lebensbedingungen, die individuell wahrgenommen und gewertet werden und die auf einen Körper einwirken, der eine genetische Verfassung aufweist, die einmalig ist und die es so in der Geschichte der Menschheit noch nie gegeben hat.

Fassen Sie also alles Folgende als Möglichkeiten auf, wie Knoten bei Ihnen entstanden sein könnten, und nicht als Gewissheiten. Und sehen Sie diese Möglichkeiten als Anregung, den Hintergrund Ihres persönlichen Schilddrüsenknotens aufzuspüren. Nur so werden Sie gute Heilmittel dafür finden können, im Verständnis Ihres Wesens und seiner Reaktionsweisen.

Der »Archeus« – die alles bestimmende Naturkraft

Als erster Schritt zum Verständnis fällt einem auf, dass manche Menschen harte Knoten ausbilden, andere hingegen weiche. Und dass manche Menschen Knoten dazu einsetzen, um die Schilddrüse zur Arbeit anzutreiben, während andere Knoten darauf abzuzielen scheinen, die Schilddrüse durch Entzündung zu schwächen oder sogar auszuschalten. Manche Menschen verhärten ihre Schilddrüse so weit, dass diese Kalk einlagert und fast wie ein Knochen starr wird, während andere die Schilddrüse so stark aufweichen, dass diese sich zu verflüssigen droht. Ich sage hier »manche Menschen« anstatt »manche Krankheiten«, weil ich der Überzeugung bin, dass in jedem von uns eine Kraft steckt, die der Arzt und Naturforscher Paracelsus den »Archeus« genannt hat. Ein handelndes Etwas, das bestimmt, wie wir das Leben in uns einsetzen. Manche Menschen leben nur für sich, andere nur für andere. Manche Menschen nutzen das Leben in sich, um fröhlich und hell und leicht zu werden, während andere sich durch das Leben verdunkeln und schwer davon werden, weil sie zum Beispiel eine tiefe, alte Verletzung quält – um nur einen der vielfältigen Gründe zu nennen.

Äußere Zwänge bestimmen unser Leben

Warum tun wir, was wir tun? Wir tun es vor allem deshalb, weil wir Zwänge verspüren, die von außen auf uns einwirken. Manche von uns können sich diesen Zwängen entziehen, andere verfallen ihnen vollständig. Manche werden getrieben und üben Zwänge auf andere aus, doch wenn sie sagen müssten, warum sie das tun, würden sie womöglich wieder von Zwängen sprechen, die beispielsweise aus ihrer Kindheit oder aus vorhergehenden Generationen einer Familie übrig geblieben sind. Wir wollen uns im Leben beweisen, wir wollen ankommen, und je nachdem, was notwendig ist, um unser Ziel zu erreichen, tun wir das, was wir tun. Solange wir auf dem Weg bleiben und es vorangeht, bleiben wir gesund. Erscheint das Ziel aber auf einmal unerreichbar, oder sind wir vom Weg unwiderruflich abgekommen, dann erkranken wir in der Einsicht, dass unser Handeln und damit auch unser Leben sinnlos geworden ist. Der »Archeus« in uns droht zu verlöschen und mit ihm das Leben im Körper, im Gewebe. Manche Menschen sind in solch einer Situation fähig zu einer Umkehr. Sie lösen sich aus ihren Verstrickungen und kehren auf ihren Weg zurück. Andere erkennen, dass ihr »Weg« ein Irrweg war, und beginnen, ihren eigenen Weg zu suchen. Solange man auf diese Weise handelt, bleibt der »Archeus« aktiv als heilende Kraft, die jede Krankheit zu bekämpfen und zu überwinden vermag.

Nun zu den grundlegenden Knotentypen, wie sie sich aus der naturheilkundlichen Sicht auf den Menschen ergeben.

Der Leistungsknoten

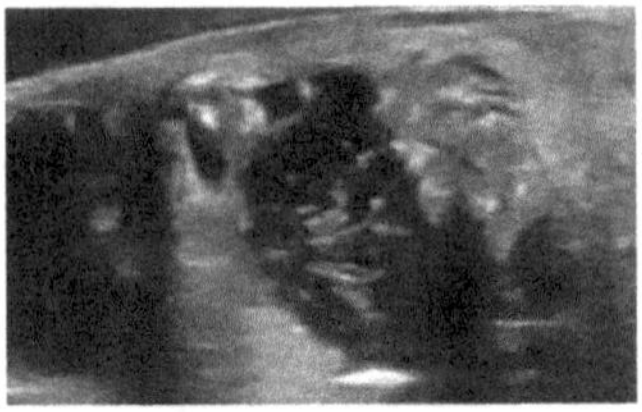

Dieser Knoten ist gut umgrenzt und besteht zu großen Teilen aus dunklen, wässrigen Bläschen mit Thyreoglobulin.

Arbeit bis zur Selbstüberforderung

Die Schilddrüse ist ein luftiges Organ, sie intensiviert das Element Luft im Körper, bringt mit ihrem Jod – so wie der Sauerstoff der Lunge – Feuchtigkeit und Wärme in die Gewebe. Ihre Aufgabe ist es also, die Lebendigkeit in uns hervorzurufen und zu befeuern. Uns jung und dynamisch zu machen. Wenn es eine erhöhte Leistungsanforderung an uns gibt, muss die Schilddrüse eben härter arbeiten, bis hin zur Selbstüberforderung. In der Schilddrüsenüberfunktion fühlen wir uns so ähnlich, als hätten wir mehrere Zigaretten hintereinander geraucht oder mehrere Tassen Kaffee getrunken. Wir sind aktiv, wachsam, leistungswillig, aufgeregt, sinnlich, kommunikativ ... wir leben stärker und intensiver, fast so, als lebten wir in einem tropischen Klima, mit der gleichen Intensität der Lebensbejahung, wie das dort ja zumindest im Klischee der Fall ist. Wir können in der Schilddrüsenüberfunktion mitunter fast ohne Schlaf auskommen.

Ein Speichersee voller überflüssiger Hormonreserven

Man kann diese Fähigkeiten der Schilddrüse auch nutzen und sie so trainieren, dass sie stärker arbeitet, ohne sich gleich zu überfordern. Sie kann einem dazu verhelfen, »übermenschliche« Leistungen zu erbringen, zumindest so lange, wie das nötig und sinnvoll ist. So lange, wie wir durch die Erfolge, die wir dabei erzielen, auch auf dem Weg bleiben und im Glück. Erst wenn wir den Misserfolg kennenlernen oder an unserem Ziel zu zweifeln beginnen, erst wenn wir unsere Illusionen verlieren und erkennen, dass der ganze Einsatz, den wir gezeigt haben, sinnlos war, beginnt sich auch die Schilddrüse zu verändern. Im Versuch, das Erkannte nicht wahrhaben zu wollen, es zu verdrängen, wird sie krank. Es ist diese Situation, die in der Bildung eines Knotens münden kann. Dieser Knoten wird sich aus »übermenschlichen« Hormonbildnern unter den Zellen zusammensetzen und damit im Kleinen das verkörpern, was man selbst angestrebt hat. Wir haben es hier mit einem Leistungsknoten zu tun, der relativ weich ist und zur Bildung von Zysten neigt, weil er einen ganzen See, angefüllt mit Schilddrüsenhormon auf Halde, produziert. Schilddrüsenhormon, gebunden an Thyreoglobulin, den Speicher, aufgespart für Notsituationen. Schilddrüsenhormon, das gar nicht mehr in dieser Anzahl ausgeliefert werden kann oder muss, weil der Sinn solcher Spitzenleistungen längst verloren gegangen ist.

Der typische (Lebens)Weg zum Leistungsknoten

Was könnten das für Situationen sein? Oft sind es Überforderungen im Beruf. Eine Studienassistentin, die sich Tag und Nacht verausgabt, in der Hoffnung, eine dauerhafte Anstellung an der Universität zu finden, zur Professorin aufzusteigen. Eine Bereichsleiterin einer großen Firma, die von der großen Karriere träumt. Eine Unternehmerin, die dem Reichtum hinterherjagt. Viele dieser Menschen bilden Leistungsknoten aus. Häufiger aber geschieht das bei Menschen, die diese Mehrleistung in Verbindung mit Liebesgefühlen bringen. Beispielsweise hat man sich als Sekretärin eines Chefs, dessen heimliche Geliebte man über Jahre war, völlig verausgabt. Beruflich war man top und sah dabei auch top aus. Jetzt hat er eine andere Freundin, wendet sich ab, kritisiert sogar die Arbeit, die man macht. In dieser Situation entsteht eine Ambivalenz im Inneren. Einerseits ist da das Gefühl, wenn man noch mehr leisten würde, könnte man die Konkurrentin übertreffen und alles ungeschehen machen. Andererseits ist da aber die schwere Enttäuschung, die Kränkung, das Gefühl, dass alles sinnlos ist, was man jetzt noch unternimmt. Das Geschirr ist zerschlagen. Und man fühlt sich plötzlich durch die Störung der Schilddrüse auch gar nicht mehr in der Lage, das Steuer noch einmal herumzureißen. Konzentrationsstörungen, Schlafstörungen treten auf. Aber das Bild ist in dieser Phase weder für eine Über- noch für eine Unterfunktion sprechend. Denn auch die Schilddrüse ist in dieser Ambivalenz gefangen. Da gibt es eine Schwäche und Kälte im Körper und eine depressive Verstimmung – alles Symptome, die für eine »Unterfunktion« sprechen, während Gewichtsverlust, Herzklopfen, Schwitzen, Rastlosigkeit sich als »Überfunktion« interpretieren ließen. Und es staut sich das Hormon in der Schilddrüse an in Form einer Zyste und bildet einen Leistungsknoten.

Knotenlösen – hier kein Problem

Das ist eines von vielen Beispielen, wie man sich die Entstehung eines solchen Knotens vorstellen muss. Man erkennt ihn eigentlich ganz gut daran, dass er Flüssigkeit in sich birgt. Dass er im Ultraschall dunkel ist. Und vor allem: Dass er sich sehr gut verkleinern, oft auflösen kann. Denn sobald die Ambivalenz behoben ist, sobald man innerlich akzeptiert hat, dass sich der Aufwand und der Einsatz nicht lohnen, sobald man eine neue Richtung eingeschlagen hat, ist diesem Knoten die innerliche Basis entzogen, und die Schilddrüse kann wieder heilen.

Leistungsknoten sitzen häufiger in der Mittellinie und zwar im Isthmusbereich der Schilddrüse, der Verbindung zwischen den beiden Lappen, und können dadurch, wenn sie eine gewisse

Ein Knoten, der einem die Luft abschnürt

Größe erreicht haben, auf die Luftröhre drücken. Ich erinnere mich an den Fall eines tüchtigen, arbeitsamen Mannes von ritterlicher Wesensart, der sich über Jahre hinweg vorbildlich für seine seelisch kranke Lebensgefährtin einsetzte, bis sich diese seinem besten Freund zuwandte, der ihr heimlich Avancen gemacht hatte. Der Leistungsknoten des Mannes wuchs aus Enttäuschung über das Verhalten der Freundin, die sich, wie er es sah, »um 180 Grad gedreht« hatte und alles, was sie an Hilfe von ihm erfahren hatte, im Nachhinein als Bevormundung und Egoismus uminterpretierte. Die große Enttäuschung im Liebesleben wurde hier noch vertieft durch die Ungerechtigkeit dieser Interpretation und die Undankbarkeit. Der Patient fühlte sich zutiefst gedemütigt, und der Knoten schnürte ihm die Luft ab. Eine andere Patientin hatte zwei Kinder geboren im Wunsch nach Familie und stellte dann fest, dass ihr Mann sich mehr und mehr in den Beruf versenkte, obwohl er feste Zusagen gemacht hatte, einen Teil der Arbeit zu Hause zu übernehmen. Es handelte sich um eine Frau, die sehr intelligent und gut ausgebildet war und eigentlich innerlich gehofft hatte, selbst Karriere in ihrem Job zu machen. Stattdessen war sie den ganzen Tag mit Kinderkram beschäftigt. Wieder war hier das Gefühl, verraten worden zu sein und zudem in einer Lebenssituation gefangen, die die Betreffende aus freien Stücken nicht mehr ändern zu können glaubte. Ein großer Knoten links, im emotionalen Lappen der Schilddrüse, mit großen Seen an Speicherhormon, drückte diese Empfindung aus.

Morbus Basedow – Extremform des Leistungsknotens

Die Extremform des Leistungsknotens ist der Morbus Basedow, eine Autoimmunerkrankung, die sich dadurch auszeichnet, dass die Schilddrüse keinen verordneten Produktionsstopp von Hormonen mehr anerkennt. Der TSH-Rezeptor-Antikörper (TRAK) sorgt dafür, dass die Schilddrüse jedes Jodatom, das mit der Nahrung aufgenommen wird, in Schilddrüsenhormon umsetzt, ungeachtet der tatsächlichen Bedürfnisse des Körpers. Die Fremdbestimmtheit, die Menschen in dieser Situation aufweisen – »für die Liebe tun sie alles« –, drückt sich auf der Ebene des Körpers eben so aus, dass dieser in seiner Funktion als Motor zur Eigensteuerung des Lebens verloren geht. Er löst sich in der Überfunktion auf. Es ist dies ein autoaggressiver Akt, was durch die Entwicklung von Autoantikörpern gespiegelt wird. In diesem Zusammenhang fällt mir das Beispiel einer 30-jährigen Frau ein, die sich Familie wünschte, schon zwei Kinder in der Schwangerschaft verloren hatte und ihre Beziehung zu ihrem Freund und zugleich auch ihren Job gefährdet sah. Der Basedow trat hier als Trauerreaktion nach dem zweiten Abort auf, als der Freund seine Arbeitsstelle verloren hatte und die Patientin gezwungen war, sofort in ihren sehr anstrengenden Job zurückzukehren. Dieser bestand darin, die Milchqualität in verschiedenen Molkereien zu kontrollieren. Wer weiß, dass deutsche Rinder mit jodhaltigem Futter ernährt werden und unsere Milch deshalb recht jodhaltig ist, erkennt hier eine zusätzliche chemische Belastung mit Jod. In unserem Fallbeispiel wuchs sich diese zur Jodüberempfindlichkeit aus, wodurch eine Schilddrüsenüberfunktion eintrat. Es ist der Morbus Basedow eine Krankheit der Jugend und spiegelt den Überschwang dieser Zeit. Er ist aber auch eine Krankheit der starken Überforderungen und Selbstüberforderungen. Er trifft mutige und leistungsbereite Menschen, die sich ihren Aufgaben stellen, selbst wenn sie daran zu zerbrechen drohen.

Bei länger anhaltenden vergleichbaren Belastungszuständen kann sich auch ein autonomes Adenom ausbilden, ein stetig feuernder, überproduzierender Knoten, der sich verfestigt im Bewusstsein der Hoffnungslosigkeit einer Lebenssituation, die

Autonomes Adenom – Reaktion auf eine hoffnungslose Situation

sich nicht ändern lässt. Diese Reaktion läuft langsamer ab, ist nachhaltiger und ist typischer für das höhere Lebensalter. Ältere Ehefrauen beispielsweise, die sich gefangen fühlen in einer Partnerschaft, in der sie sich ursprünglich so gerne fallen lassen wollten und Geborgenheit suchten, stattdessen aber ständig kämpfen müssen und organisieren und reparieren und Verantwortung übernehmen. Der »heiße« Knoten ist das Bild dieser Ausweglosigkeit, die selbst dann, wenn er wegoperiert wurde, in Form eines Bluthochdrucks wiederkehrt, der sich medikamentös nicht einstellen lässt und mitunter in einen Schlaganfall mündet – den denkbar schlimmsten Ausgang solch einer Folge von Krankheiten, zugleich aber eine Erlösung für die Patientin: Als Pflegefall kommt sie endlich in die Lage, sich fallen lassen zu können und umsorgt zu sein. Letzteres vielleicht nicht so sehr vom Partner, aber von den Kindern oder dem Pflegepersonal. Wer in die Altersheime geht und Menschen mit Bluthochdruck, Herzinfarkten und Schlaganfällen befragt, wird häufig ähnliche Geschichten von erzwungener Selbstständigkeit und Leistungsbereitschaft erzählt bekommen.

Seelische Konflikte erkennen

Wir müssen an dieser Stelle innehalten und uns die Frage stellen, welche der negativen Erfahrungen, die wir im Laufe unseres Leben machen, uns wirklich krank machen und welche wir verkraften können. Eine gute Methode für einen Therapeuten ist es, im Rahmen eines Gesprächs zu fragen:

- *Wie lange bestehen die Probleme?*
- *Wodurch könnten sie ausgelöst worden sein?*

- *Was ist es, das so schlimm war, dass es Sie krank gemacht haben könnte?*

Wenn dann das Aufsteigen einer heftigen Emotion zu beobachten ist, oft verbunden mit einem Feuchtwerden der Augen oder Weinen, kann man davon ausgehen, dass hier ein seelischer Konflikt vorliegt, der noch in dem Menschen wühlt. Der in seiner Intensität so stark werden kann, dass er den Atem raubt, und das, obwohl der oder die Betroffene ihn schon für vergessen und begraben hielt.
Als Nächstes gilt es festzustellen, ob die Krankheit im Körper zu dem Erlebten passt. Wenn es um Liebe und Sexualität geht, sind beispielsweise die Hormondrüsen betroffen. Bei existenziellen Nöten sind Herz und Lunge Ziele von Krankheiten. Wenn man viel schlucken muss, ist zu erwarten, dass irgendwo zwischen Mundhöhle und Darmausgang Probleme auftreten, die andeuten, dass man etwas so nicht verdauen kann.
Was auch immer die Krankheit »tut« – sie muss erklärbar sein als Versuch, durch Schaden die unerträgliche Situation zu beenden und auf diese Weise im Nachhinein noch Nutzen aus der seelischen Belastungssituation zu ziehen.
Die Bestätigung für die Richtigkeit dieser These erlebt man, wenn bereits durch dieses Gespräch eine deutliche Besserung der Beschwerden eintritt oder sich in der Folge sogar Krankheiten aufzulösen beginnen, weil die ihnen zugrunde liegenden Konflikte nun ins Bewusstsein gelangt sind und dadurch wieder überschaubar wurden.

Der Erstarrungsknoten

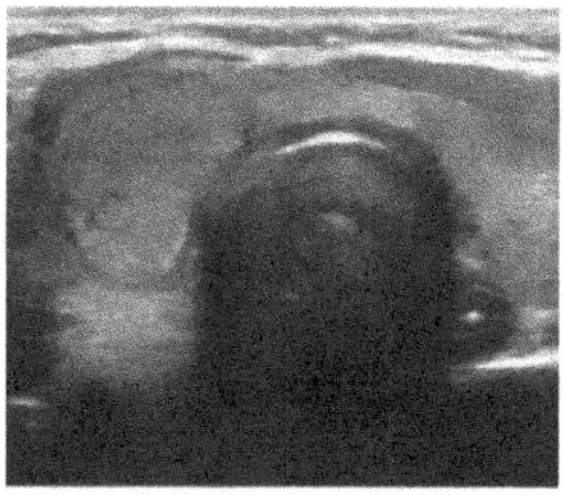

Hier zeigt sich ein typischer bindegewebig-dichter Erstarrungsknoten von rundlicher Form, gut abgegrenzt gegen die Umgebung.

Ausdruck stiller Resignation

Gehen wir als Nächstes zum Gegenteil des zuvor geschilderten Schilddrüsenknotens über. Wo der Leistungsknoten im Ultraschall dunkel ist, sieht der Erstarrungsknoten hell aus und ist hart. Er wächst sehr langsam und kann im Laufe der Jahre sehr groß werden, ohne sich besonders bemerkbar zu machen. Der Erstarrungsknoten ruft keine Überfunktion hervor, die ja als Übermaß an »Luftigkeit« auf sich aufmerksam macht. Ganz im Gegenteil. Er tritt eher in Verbindung mit einer Unterfunktion auf. Wo der Leistungsknoten den Menschen nervös und sein Herz flattern macht, wodurch sich seine Leistungsfähigkeit in Angst und Panik auflöst, ist so ein Erstarrungsknoten das Bild einer stillen Resignation, die man auch als einen Mangel an Lebendigkeit, an Leben beschreiben könnte. Harte Knoten, durchzogen von Bindegewebe, verkörpern das Element Erde, aus dem sich ja der Mensch erhoben hat. Dieses Element ist wie Staub, der dem Menschen im Leben Struktur und Stütze ist, der aber für sich betrachtet leblos und unnütz und unpersönlich bleibt. Ein »vererdeter« Mensch kann eigentlich nur leben, wenn er für andere »Fels in der Brandung« ist, während für ihn selbst zu wenig Energie zum Existieren bleibt.

Wenn es dem Leben an Leben mangelt

Die häufigste Form des Erstarrungsknotens ist das Myom der Frau, die in die Wechseljahre kommt und dabei das Bewusstsein entwickelt, kein Leben mehr schenken zu können. Es sind Frauen, die aufgrund ihrer Erdhaftigkeit das junge, ungestüme Leben eines Kindes brauchen würden, um sich ganz als Mensch harmonisch »runden« zu können. Verantwortliche, ruhige Naturen, bei denen man es sich nicht vorstellen kann, dass sie lauthals loslachen können. Und wenn, dann höchstens, wenn ihnen der Alkohol oder andere Rauschdrogen die notwendige Luftigkeit zu solchen Handlungen verleihen. Menschen, die im Leben stehen, tüchtig, arbeitsam, sich durch Leistung definieren, aber ganz anders als Menschen, die Leistungsknoten entwickeln. Wo der Mensch mit Leistungsknoten die Leistung eigentlich nur für andere erbringt und nie für sich, sind Menschen mit Erstarrungsknoten bei der Arbeit und in der Leistung zu Hause, kennen es nicht anders, würden sich damit nie überfordern. Wenn diesen Menschen die Arbeit zu viel wird, können sie sich auch gut ausruhen. Ihr Problem besteht eher darin, dass sie an der Abwesenheit von Empfindungen ersticken, weil es ihrem Leben an Leben mangelt.

Der Knoten als »Lösung« unerfüllter Sehnsüchte

Der klassische Fall: Eine Frau, der die Gebärmutter entfernt wurde, weil sie voller harter Knoten war, und dann taucht die Betreffende irgendwann einmal wegen einer Schilddrüse voller harter Knoten beim Arzt auf und kann sich nicht erklären, wie es so weit kommen konnte. Frauen wie diese haben in der Regel seit ihrer Jugend in einer Beziehung gelebt, kennen es gar nicht anders, haben aber wenig Sinnlichkeit, Abwechslung, Lebenslust gekannt. Die Trauer darüber hat sich in Form von Knoten in die Organe eingegraben, die für die Bildung von Hormonen der Sinnlichkeit zuständig sind. Als »Lösung« des Problems, indem eben Sehnsüchte nach Sinnlichkeit durch eine schlechte Schilddrüsenfunktion erst gar nicht empfunden werden, weil die Organe so erstarrt sind wie das Leben, das man lebt. Und weil solche Menschen es nicht schaffen, aus dieser Begrenzung auszubrechen und das Leben aktiv zu suchen, hat ihre Schilddrüse Erstarrungsknoten. Weil sie Strukturen, die über lange Zeit gewachsen sind, nicht zerstören wollen oder können und das auch gar nicht als sinnvoll ansehen, folgt die Schilddrüse in ihrer Form dem Inhalt dieses Lebenswegs.

Was bei der Frau der Zusammenhang zwischen Schilddrüse und Gebärmutter ist, entspricht beim Mann dem Zusammenhang zwischen Schilddrüse und Prostata. Auch hier kommt es durch emotionale und sinnliche Stagnation über Jahre zu einer zunehmenden Vergrößerung, die häufig mit Erstarrungsknoten in der Schilddrüse einhergeht. In Einzelfällen hat man dann einen Kropf am Hals und einen »Kropf« im Becken.

Knoten – weil das Leben im Einerlei erstarrt

Man stelle sich jemanden mit Erstarrungsknoten also als einen Beamten vor, eng eingebunden in familiäre und soziale Rollen, die er nicht abwerfen zu dürfen glaubt. Stattdessen schnürt er seiner Schilddrüse die Möglichkeit ab, die Hormone zu bilden, die Unruhe und Sinnlichkeit hervorrufen könnten. Ein großer Teil des »Jodmangelkropfs« in den Alpengebieten ist ebenfalls als so ein Erstarrungsknoten beschreibbar. Sicherlich gab es in diesen abgeschiedenen Tälern auch wenig Jod in der Nahrung. Vor allem aber herrschte dort eine Erstarrung des Lebens im Einerlei der harten Arbeit. In den reduzierten Möglichkeiten, die das Leben bot. Die Schilddrüsen der Landbevölkerung neigen auch heute noch eher dazu zu verhärten, während sie bei Städtern eher weicher werden und zur Überfunktion neigen. Also findet man auch viel mehr Erstarrungsknoten in der Abgeschiedenheit, wo der Mensch seine Wünsche und Hoffnungen zurückzustecken lernt und das als Verknotung in seinem Inneren ausdrückt. Erstarrungsknoten sind erdrosselte Sehnsüchte.

Diese Gegebenheiten erklären, warum man Erstarrungsknoten auch so schlecht behandeln kann. Weil in einer Welt, die auf Sicherheiten gebaut ist und in der der Körper immer älter und dadurch an sich starrer und steifer wird, wenig Möglichkeiten bestehen, das Steuer herumzuwerfen und aus verfahrenen Strukturen auszubrechen. Sich zum Beispiel vor allen anderen Mitmenschen bewusst mal richtig »zum Affen zu machen« und seine Gefühle auszuleben – und das in einem Alter, in dem dies sozial nicht mehr akzeptiert wird. In einem Alter, in dem andere eigentlich nur mehr Gespräche über Krankheiten und Tod führen als Ausdruck erdrosselten Lebens.

Menschen mit Erstarrungsknoten müssten also ihr Leben ändern, aber sie sind unbeweglich, und so ein Leben kann ja prinzipiell nur selten drastisch verändert werden. Wir sind so kleinlaut, dass die überwiegende Mehrzahl von uns nach dem 50. Lebensjahr keine großen Konturen mehr korrigieren möchte, und die, die es tun, fahren nicht immer gut dabei. Weil wir uns miteinander verschworen haben und Menschen nach der Mitte ihres Lebens nicht mehr als »jung«, »warm und feucht«, also »luftig« einstufen und erleben wollen. Der Erstarrungsknoten ist deshalb in unserer Zeit eine Erscheinung dieses und der höheren Lebensalter und gilt schlechthin als Bild des Alt-Geworden-Seins.

Eine jugendlichere Variante der Erstarrungsknoten ist das medulläre Schilddrüsenkarzinom. Es geht von den Calcium-regulierenden Zellen aus und neigt dazu, Erstarrungsknoten noch zu verknöchern. Es ist dies ein interessantes Phänomen bei Menschen, die sich als zu weich empfinden und auf diese Weise versuchen, »älter« und gegen Belastungen stabiler zu werden, als sie sind. Diese Knoten sollte man möglichst früh operieren, da sie nur schwer zu heilen sind. Die Konstitution dieser Menschen aber kann, nebenbei bemerkt, mit den Schüßler-Salzen Nr. 1 Calcium fluoratum D12 und Nr. 22 Calcium carbonicum D6, je 5 Tabletten täglich über ein Jahr, gefestigt werden, wodurch sich vielleicht auch eine Verbesserung des Krankheitsverlaufs erzielen lässt.

Die Seele von Verkrustungen befreien

Interessanterweise kann generell eine operative Entfernung von Erstarrungsknoten einiges an Gesundung erreichen und wird auch weit seltener Komplikationen hervorrufen. Wie sollte sie denn auch Verletzungen der Seele zur Folge haben, wenn sie die harten Schalen und Verkrustungen aufbricht? Schade ist hier ja nur, dass im Regelfall die ganze Schilddrüse und damit auch die »Seele« selbst auf organischer Basis entfernt wird, und man sich aus einer Tablette die Empfindungen saugen muss, die man zum Leben braucht. Wenn es aber gelingt, L-Thyroxin nach so einer Operation gut einzustellen, kann das sehr erfolgreich sein und ein reichhaltiges Gefühlsleben zur Folge haben, wie man das mit einem harten Kropf gar nicht mehr kannte.

Der Verletzungsknoten

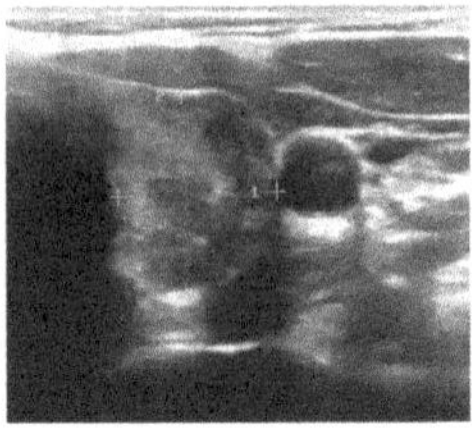

Verletzungsknoten sind, wie dieses Ultraschallbild zeigt, dunkel und eher unscharf begrenzt durch die Einlagerung von Entzündungsflüssigkeit. Solche Veränderungen müssen in regelmäßigen Abständen beobachtet werden, da sich daraus auch einmal ein bösartiger Knoten ergeben kann.

Entzündungen infolge seelischer Verletzungen

Entzündungen sind aus naturheilkundlicher Sicht Ausdruck von Verletzungen. »Es fährt einem hinein«, wie das manche ausdrücken. Die Kränkung führt im harmlosen Fall zu Atemwegsinfekten – dort, wo nach der Vorstellung der alten Medizin das Element Luft aktiv ist. Und wie funktioniert die Heilung? Indem die Hitze, die als Folge der Kränkung in den Geweben entsteht, durch Schleimbildung »gelöscht« wird. Und wenn der Schleim ausgeschieden ist, hat man den Infekt überwunden. Bei einer gravierenderen Form einer Kränkung, die sich nicht oder nur sehr langsam überwinden lässt, bildet sich unter Umständen als Symptom dieser Verletztheit und Bitterkeit dauerhaft Bronchial- oder Nasenschleim, der sich dann verfestigt und vor Ort verbleibt. Die Folge: Der Betreffende hat irgendwann nicht nur im übertragenen, sondern auch im wörtlichen Sinne »die Schnauze voll«. Und da nun auch der Körper diesen Zustand als unhaltbar empfindet, ist wahrscheinlich der Zeitpunkt gekommen, »klar Schiff zu machen«, das heißt, sich diesen Kränkungen nicht mehr auszusetzen oder sie geistig und seelisch anders zu verarbeiten.

Reaktion auf Kränkungshitze: Entzündungsflüssigkeit

Der Schilddrüse als geschlossenem luftigem Organ fehlt die Möglichkeit, sich durch Schleimbildung von dieser Art der Kränkungshitze zu befreien. Sie bildet Entzündungsflüssigkeit, die im günstigen Fall nach und nach mit dem Blut wieder abtransportiert wird. Wenn die Entzündung aber heftig ist, dehnt sich die Schilddrüse durch die Flüssigkeitseinlagerung aus. Sie ist von einer Kapsel umgeben, die diese Dehnung aber nur bis zu einem gewissen Grad zulässt. Das Resultat: Die Entzündung erdrückt die Schilddrüsenzellen, das heißt, diese sterben ab. Bei längeren und schweren Verläufen findet man deshalb in der Schilddrüse einen Umwandlungsprozess des Gewebes, bei dem sich die Schilddrüse mehr und mehr verhärtet und von Bindegewebe durchzogen wird, bis sie sich schließlich in eine einzige Narbe verwandelt.

Vollständige Zerstörung der Schilddrüse

Die häufigste Form der Schilddrüsenentzündung ist die Hashimoto-Thyreoiditis. Hier helfen im Gegensatz zu anderen Formen der Entzündung Autoantikörper bei der Zerstörung von Schilddrüsengewebe mit, und das so effektiv, dass manche Menschen nach einigen Jahren gar keine Schilddrüse mehr aufweisen. Man schaut mit dem Ultraschallgerät am Hals nach und findet sie einfach nicht mehr. Mittlerweile verbirgt sich sogar in den meisten Fällen hinter Entzündungsknoten eine Hashimoto-Erkrankung, in der Regel mit, bisweilen auch ohne die Autoantikörper MAK oder TAK. Eine andere häufige Entzündung der Schilddrüse ist die Thyreoiditis de Quervain, die sich vor allem durch Schmerzen bemerkbar macht und auf eine Behandlung mit entzündungshemmenden Medikamenten wie Ibuprofen gut reagiert – was bei der Hashimoto nicht der Fall ist, weshalb es von dieser Entzündung auch heißt, sie sei unheilbar.

Es gibt noch andere, sehr seltene Formen wie beispielsweise

eine leichte Entzündung der Schilddrüse nach einer Geburt, die häufig mit der Hashimoto verwechselt wird, weil es auch da zu einem geringen Anstieg der Autoantikörper kommt, oder Entzündungen der Schilddrüse durch verschiedene Medikamente. In diesem Buch wollen wir diese seltenen Formen, bei denen es einen klaren Auslöser der Schilddrüsenentzündung gibt, nicht gesondert besprechen, da diese ja eine hohe Spontanheilungsrate aufweisen. Denn sobald die Ursache behoben ist, brennt sich auch die Entzündung aus.

Zellmutationen durch freie Radikale

Wenn wir aber Entzündungsknoten erleben, können wir davon ausgehen, dass es sich mit hoher Wahrscheinlichkeit um eine Hashimoto handelt, da diese chronische Form der Entzündung solche Knoten schafft. Entzündungsknoten im Zustand eines akuten Schubs sehen im Ultraschallbild dunkel aus und sind schlecht umgrenzt. So ähnlich stellen sich auch viele Krebsknoten dar. Und tatsächlich hängen Krebs und chronische Entzündungen, wie man vielfach nachgewiesen hat, zusammen. Entzündungen schaffen freie Radikale, und die können zu Mutationen führen, bei denen sich normale Schilddrüsenzellen oder Bindegewebszellen in Krebszellen umwandeln. Im chronischen Stadium gibt es Knoten mit dunklen Stellen, oft aber auch hell gewordene, feste Knoten, die Vernarbungen darstellen.

Vorwiegend von Hashimoto betroffen: »übersensible« Frauen

Menschen, die zu Schilddrüsenentzündungen neigen, sind nach der Elementelehre »luftig«, emotionaler als manche Altersgenossen, feinfühliger, sensibler. Das führt aber auch dazu, dass man sie in den Organen, die mit dem Element Luft zu tun haben, leichter treffen und dort durch kränkende Handlungen heftige Entzündungsschübe hervorrufen kann. Man muss sich besonders Frauen mit Hashimoto als sehr »weiblich« vorstellen, als Menschen, die vor allem in ihren Gefühlen leben. Wenn sie diese Weiblichkeit nicht leben können, werden sie krank. Häufig habe ich erlebt, dass Menschen mit Entzündungsknoten Frauen waren, die mehrere Kinder geboren hatten, aber im Haus der Schwiegermutter lebend diese Mutterrolle nicht finden, geschweige denn ausleben konnten. Viele Frauen mit Entzündungsknoten haben auch Aborte gehabt und leiden sehr stark unter der Vorstellung, keine Kinder austragen zu können. Gelingt es jedoch, durch eine gute Naturheilkunde Selbstvertrauen zu schaffen und den Körper zu stabilisieren, dann habe ich schon mehrmals erlebt, dass diese Frauen schwanger wurden, das Kind ausgetragen haben – und zudem von ihrer Hashimoto geheilt waren. Immer wieder werden auch Partnerkonflikte, deren Ursache eine nicht gelebte Sexualität ist, als Auslöser einer Hashimoto berichtet. Wo Leistungsknoten in den meisten Fällen mit einer sehr regen Sexualität einhergehen, entfernen sich viele Frauen mit Entzündungsknoten von Sinnlichkeit, Sehnsucht und einem erfüllten Leben und wirken oft kindlich in ihrem Kreisen um eine tiefe Verletztheit. In fast allen Fällen gibt es irgendeinen starken Partner oder eine andere starke Person in der nächsten Umgebung, der oder die das Leben dieser Menschen beherrscht und ihnen keine Spielräume lässt.

Zwei Stadien

Das Vollbild der Erkrankung führt zu einem Zustand, der an eine Schilddrüsenüberfunktion denken lässt. Diese Menschen sind noch sensibler, noch lebendiger geworden, wirken wie getrieben, stehen unter Hochspannung, weil Schilddrüsenhormone durch das Aufplatzen der Zellen bei der Entzündung zu stark ins Blut geraten. Langfristig gesehen rutschen diese Menschen dann in eine Schilddrüsenunterfunktion, die im Grunde genommen eine »Lösung« des Verletzungskonfliktes darstellt. Denn eine Unterfunktion macht Menschen weniger empfindsam, fast gleichgültig, reduziert auch den Eindruck, den sie auf ihre Mitmenschen machen, weil die Haut blass wird, das Auge ausdruckslos, das Mienenspiel reduziert. Dieses zweite Stadium der Krankheit führt zum Rückzug, zur Verkapselung bzw. Abkapselung dieser Menschen, wodurch sie viel weniger sensibel auf Kränkungen reagieren. Sie beginnen ihren robusten Altersgenossen zu ähneln, die aufgrund ihres ungelebten Lebens zu Erstarrungsknoten neigen. Und tatsächlich führt ja auch die Schilddrüsenentzündung nach der Akutphase und der Vernarbung der von der Entzündung befallenen Areale zu einer harten Schilddrüse, in der das Leben von festen Strukturen umgeben abgedrückt wird. In diesem Stadium tritt dann eine Unterfunktion auf, und diese Menschen bekommen Schilddrüsenhormone verordnet, was für sie auch ein großer Segen ist, denn immerhin können sie einen Teil ihrer Emotionalität über die L-Thyroxin-Tablette zurückgewinnen.

Mischformen

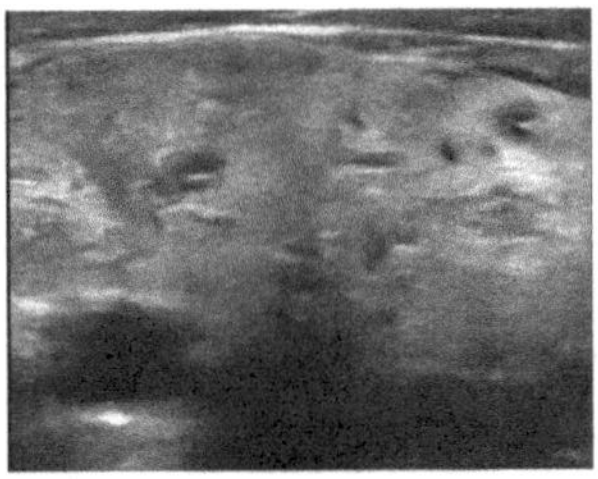

Dieser Knoten war zuvor ein Leistungsknoten mit größeren schwarzen Anteilen, die sich zurückgebildet haben. Dafür sieht man nun dichtere Strukturen im Inneren des Knotens und an einer Stelle einen weißlichen Fleck, aus dem einmal eine Verkalkung entstehen könnte. Die Patientin war in diesem Stadium bereits ruhig und etwas resignativ geworden (nachdem sie anfangs hektisch und betriebsam gewesen war) und wünschte sich mehr Sicherheit und Struktur in ihrem Leben.

Vergleichbar der Landkarte eines Lebenswegs

Da der Mensch nicht aus einem Guss geschaffen ist und sich im Laufe seines Lebens sehr stark ändern kann, kommen mitunter Kombinationen der zuvor geschilderten Situationen vor. Man liest in der Schilddrüse mancher Menschen wie in einer Landkarte, kann einzelne Lebensstadien differenzieren, erkennt auch, wie mit seelischen Belastungen der Vergangenheit und der Gegenwart umgegangen wird. Die Schilddrüse übernimmt dabei immer die Aufgabe, die Seele möglichst zu entlasten, und versucht mit ihren Methoden, Verknotungen weiter zu verhärten oder sie aufzulösen. Wenn Sie selbst oder als Arzt diese Knoten behandeln wollen, sollten Sie stets das Vordringliche, derzeit Aktuelle anpacken. Im Laufe der Jahre erleben Sie dann möglicherweise zwiebelschalenartige, stufenweise Heilungen, bis hin zu einer völlig ungeschädigten Schilddrüse.

Defektheilungen – ein lohnendes Geduldspiel

Oft allerdings wird man sich auch mit Defektheilungen begnügen müssen. Besonders steinartig verkalkte Knoten ändern sich nur sehr langsam, und das über lange Zeiträume. Und auch Narbenknoten reagieren nur sehr zögerlich auf Therapieversuche, weshalb es besonders bei Spätstadien der Hashimoto Jahre, wenn nicht sogar Jahrzehnte dauern kann, bis sich die Schilddrüse wieder durch Wachstum normalisiert und einen Großteil der Bindegewebsstreifen abgebaut hat. Ich habe aber einige Fälle in meiner Praxis erlebt, in denen eine anfänglich winzig kleine, kaum sichtbare Schilddrüse sich im Laufe der Jahre wieder zu normaler Größe entwickelt hatte, dann vereinzelt knotig war im Sinne von Erstarrungsknoten und sich anschließend noch einmal schrittweise normalisierte bis hin zu einem Zustand, bei dem dem untersuchenden Arzt auf den ersten Blick keine krankhafte Veränderung der Schilddrüse aufgefallen wäre.

Die Schilddrüse ist also plastisch und formbar wie sonst vielleicht in unserem Körper nur das Lebergewebe, das ja in eindrucksvoller Weise nach Leberteilentfernung nachwachsen und eine neue Leber bilden kann. Auch die Schilddrüse wächst, wenn man sich selbst genügend Zeit gibt und Geduld hat, im Laufe von Monaten oder Jahren nach. Und generell gilt, dass sich mit sanften Mitteln bei unterschiedlichsten Beschwerden und Erkrankungen der Schilddrüse große Heilwirkungen erzielen lassen.

Die ganzheitliche Therapie

Leistungsknoten

Auf eine jodarme Ernährung achten!

Wenn Sie Leistungsknoten aufweisen, haben Sie über eine längere Zeit die Schilddrüse zu Höchstleistungen angespornt und sie daran gewöhnt, sich chronisch zu überfordern. Es gibt zwei Wege, mit diesem Thema umzugehen. Entweder Sie ändern Ihr Leben radikal, beenden die Selbstüberforderung mit ganzer Willenskraft, indem Sie Ihre Gesundheit über alles stellen und Belastungen radikal zurückfahren. Oder Sie sparen Jod ein, um der Schilddrüse das Arbeitsmaterial zu nehmen. Je weniger Jod sie bekommt, desto weniger kann sie dieses in Schilddrüsenhormon umwandeln. So lernt die Schilddrüse, untätig zu werden, vielleicht sogar schneller, als Sie selbst das in Ihren täglichen Abläufen schaffen. Eine jodarme Kost wird jede Überfunktion bei autonomem Adenom beruhigen, mitunter sogar einen Basedow-Schub beenden können. Wenn Sie ganz gewöhnliche Leistungsknoten haben, werden Sie mit dieser Kost zum einen möglicherweise verhindern, dass sich die Zysten weiter aufpumpen, und zum anderen schon allein dadurch, dass sich die Hormonspeicher mangels Nachschub langsam entleeren, eine Größenreduktion der Knoten erzielen. Eine radikale Nahrungsumstellung auf jodarme Speisen kann hier große Heilwirkung erzielen, ist allerdings für die meisten Menschen im Alltag in der Regel schwer durchführbar. Versuchen Sie dennoch, »Jodbomben« zu meiden (dazu gehört vor allem aber auch das jodhaltige Kontrastmittel, das bei manchen medizinischen Untersuchungen verwendet wird) und sich mit jodarmen oder jodfreien Nahrungsmitteln anzufreunden.

Ernährung

Das »Jodhungern« geht nur, wenn Sie den Jodgehalt der einzelnen Nahrungsmittel kennen. Hier eine Aufstellung der wichtigsten.

Jodgehalt einzelner Nahrungsmittel (Mikrogramm pro 100 g)	
Kombu-Braunalgen	2 000 000
Dulse-Rotalgen	400 000
Hiziki-Braunalgen	300 000
Wakame-Braunalgen	200 000
Nori-Rotalgen	40 000
Jodiertes Speisesalz	2000
Molkenpulver (Inland)	2000
Lebertran	840
Molkenpulver (Ausland)	650
Meeräsche	330
Sahne 10% (Inland)	250
Schellfisch	50
Kondensmilch (Inland)	220
Meersalz (Vita)	200
Seelachs	200
Steinsalz	200
Fischstäbchen	160

Jodgehalt einzelner Nahrungsmittel (Mikrogramm pro 100 g)	
Kabeljau	150
Garnelen	130
Miesmuscheln	130
Butter (Inland)	120
Steckmuscheln	120
Schafskäse	110
Brathering	100
Hummer	100
Joghurt (Inland)	100
Rotbarsch	100
Speisequark mager (Inland)	100
Kiwis	80
Makrele	80
Seelachs in Öl	80
Parmesan	67
Buttermilch (Inland)	60
Camembert	60
Lachs in Öl	60
Matjesfilet	60
Austern	58
Bückling	50
Hartkäse	50
Heilbutt	50
Scholle	50
Thunfisch in Öl	50

Jodgehalt einzelner Nahrungsmittel (Mikrogramm pro 100 g)	
Schweineschmalz (Inland)	45
Hering	40
Räucherlachs	40
Sardinen	40
Schweinefleisch (Inland)	35
Lachs (ohne Jodfütterung)	34
Edamer Käse	30
Emmentaler Käse	30
Flunder	30
Feta aus Schafsmilch	30
Vollmilchschokolade	29
Nutella	27
Sardinen in Öl	25
Brunnenkresse	18
Champignons	18
Seezunge	17
Brokkoli	15
Möhren	15
Erbsen (geschält)	14
Rinderleber (Ausland)	14
Schweineleber	14
Erdnüsse	13
Grünkohl	12
Spinat	12
Kuhmilch (Ausland)	11

Jodgehalt einzelner Nahrungsmittel (Mikrogramm pro 100 g)	
Schwarztee	11
Sahne 10% (Ausland)	10
Cashew-Nüsse	10
Hühnerei	10
Schweineschmalz (Ausland)	10
Siedesalz (Kochsalz)	10
Roggenbrot (ohne Jodsalz)	9
Kaffee	8
Radieschen	8
Rettich	8
Schweinefleisch (Ausland)	8
Gerste	7
Kondensmilch (Ausland)	7
Rindfleisch (Ausland)	7
Roggen	7
Spargel	7
Endivien	6
Hafer	6
Muttermilch	6
Sojabohnen	6
Weißbrot (ohne Jodsalz)	6
Haferflocken	5
Olivenöl	5
Preiselbeeren	5
Weißkohl	5

Jodgehalt einzelner Nahrungsmittel (Mikrogramm pro 100 g)	
Zitronensaft	5
Aal	4
Bierhefe	4
Buttermilch (Ausland)	4
Erbsen (grün)	4
Feigen (getrocknet)	4
Flussbarsch	4
Forelle (ohne Jodfütterung)	4
Gans	4
Kartoffeln	4
Kohlrüben	4
Meerwasser	4
Pastinaken	4
Speisequark mager (Ausland)	4
Ziegenmilch	4
Joghurt (Ausland)	3,5
Bananen	3
Bohnen, grün	3
Butter (Ausland)	3
Hammelfleisch	3
Kalbfleisch (Ausland)	3
Knoblauch	3
Kopfsalat	3
Mais	3
Sellerie	3

Jodgehalt einzelner Nahrungsmittel (Mikrogramm pro 100 g)	
Walnüsse	3
Gurke	2,5
Hirse	2,5
Kuhmilch (Ausland)	2
Äpfel	2
Apfelsinen	2
Karpfen	2
Mandeln	2
Mango	2
Paprikaschoten	2
Reis	2
Tomaten	2
Zucchini	2
Zwiebeln	2
Birnen	1,5
Feigen	1,5
Haselnüsse	1,5
Kohlrabi	1,5
Kürbis	1,5
Apfelsaft	1
Apfelsinensaft	1
Aubergine	1
Datteln (getrocknet)	1
Erdbeeren	1
Grapefruit	1

Jodgehalt einzelner Nahrungsmittel (Mikrogramm pro 100 g)	
Johannisbeeren	1
Kirschen	1
Kokosnuss	1
Mandarinen	1
Pfirsiche	1
Pflaumen	1
Rhabarber	1
Sojamehl	1
Wassermelone	1
Aprikosen	0,5
Rosenkohl	0,5
Traubensaft	0,5
Weintrauben	0,5
Weizen	0,5
Trinkwasser	0,3
Blumenkohl	0
Stachelbeeren	0

Kropfbildner hemmen die Jodverwertung

Wenn es Ihnen gelingt, fortan nur solche Nahrungsmittel zu sich zu nehmen, deren Jodgehalt unter 10 µg pro 100 g liegt, wird sich Ihr Leistungsknoten in kurzer Zeit verbessern und hat auch eine gute Chance, auszuheilen. Eine zusätzliche Hilfe besteht darin, mit sogenannten Kropfbildnern die Jodverwertung der Schilddrüse zu hemmen. Die heißen so, weil sie bei Menschen einen so starken Jodmangel hervorrufen können, dass die Schilddrüse davon sogar wachsen kann. Bekannt sind Ihnen vielleicht jene Kropfbildner, mit denen die Schulmedizin Schilddrüsenüberfunktionen behandelt, darunter Thiamazol, Carbimazol und Propylthiouracil.

Biologische Schilddrüsenblocker – den schulmedizinischen fast ebenbürtig

Weniger bewusst macht man sich, dass manche Speisen natürliche Substanzen beinhalten, die den Jodeinbau im Körper des Menschen blockieren und auch sehr effektiv wirken können. Solche biologischen Schilddrüsenblocker sind in Zwiebeln, Knoblauch und Bärlauch enthalten. Der Wirkstoff heißt N-Propyldisulfid und ist in seiner Wirkung annähernd so stark wie der von schulmedizinischen Schilddrüsenblockern. Ähnlich verhält es sich mit den schwefelhaltigen Kohlgerichten. Weißkohl, Rosenkohl, Broccoli – sie alle bremsen auf biologische Weise die Schilddrüse. Rohe Sojabohnen können bis zu 30 Prozent der Schilddrüsenhormone aus dem Blut in den Darm ziehen und damit aus dem Kreislauf entfernen. Eine ähnliche Wirkung haben Erdnüsse. Sie enthalten Phenole, die Tyrosin binden, weshalb der Schilddrüse die Aminosäure entzogen wird, die sie braucht, um Schilddrüsenhormone aus Jod zu bilden. Natürliche Schilddrüsenblocker sind auch in der Pearl-Hirse vorhanden. Einer der Wirkstoffe in verschiedenen Hirsearten ist Thiocyanat, das auch in Aprikosen, Äpfeln und im Leinsamen vorkommt.

Ein besonders effektiver Schilddrüsenblocker wird in der wilden Tamarinde, der Weißkopfmimose, gefunden. Er heißt 3,4-Dihydropyridin und wirkt etwa so stark wie Propylthiouracil. Bei uns ist diese Hülsenfrucht nur wenig bekannt, eine asiatische Variante hat aber zunehmend Einzug in die Asialäden und Bioläden gefunden. Reizvolle Möglichkeiten für Menschen mit Leistungsknoten, regelmäßig Tamarinde zu sich zu nehmen, sind

Tamarindenextrakt (bekannt als Asem), eine Tamarinden-Limonade (beispielsweise im Handel erhältlich unter dem Namen »Colombiana«) oder Tamarindenkonfekt.
Nehmen Sie die genannten Nahrungsmittel reichlich zu sich, wenn Sie Leistungsknoten abbauen wollen. Es gibt einige Patientinnen in meiner Betreuung, die allein durch eine Nahrungsumstellung unter Nutzung möglichst jodarmer Speisen, die zudem reich an Schilddrüsenblockern sind, diese Knoten ausgeheilt haben. All diese Nahrungsmittel werden von nun an also Ihre besten Unterstützer bei dem Versuch sein, Leistungsknoten zur Rückbildung zu bringen.

Heilpflanzen

Wer hat die Oberhand – Kopf- oder »Bauchhirn«?

Vielen Menschen ist es zu anstrengend, dauernd darüber nachdenken zu müssen, ob das, was sie gerade essen, gut oder schlecht für sie ist. Das Gefühl zu leben ist stark damit verbunden, seinem Appetit ungestört nachgehen zu können. Das hängt damit zusammen, dass die Hälfte unserer Nervenzellen im Bauch sitzt, und dieses »Bauchhirn«, das unsere Bedürfnisse regelt, ungleich älter ist als das Gehirn in unseren Köpfen. Es ähnelt immer noch sehr dem eines Dinosauriers oder einer Kuh, Lebewesen, deren Lebensinhalt sich im Wesentlichen darauf beschränkt, Nahrung zu suchen, sie zu sich zu nehmen und zu verdauen. Diesen Tieren dienen die Muskeln des Körpers – überspitzt gesagt – fast nur dazu, sich auf Nahrung zuzubewegen oder vor Feinden wegzulaufen. Und ganz so weit haben wir uns – je nachdem, wie stark wir unser Kopfhirn benutzen – von diesen Verwandten unter den Tieren auch nicht entfernt.

Lieber etwas schlucken als die Nahrung umstellen?

Die Bedeutung der Heilpflanzen liegt dann darin, in Form eines Kults neben der Nahrungsaufnahme als Sondernahrung eingenommen zu werden, wenn man krank geworden ist. Dieses Verhalten gibt es auch bei Tieren, die bei Erkrankung ihre angestammten Weiden und sozialen Verbindungen verlassen und irgendwo mit der Schnauze eine Wurzel ausgraben, von der sie hoffen, dass diese sie wieder auf die Bahn der Gesundheit bringt. So und nicht anders erkläre ich mir die Popularität von Heiltees und Tabletten in der Medizin. Die meisten von uns erwarten sich Heilung durch Schlucken. Deswegen sage ich zwar wie im Abschnitt zuvor, dass es klüger wäre, wenn Sie Ihre Nahrung umstellen könnten. Doch das macht kaum einer. Wenn auch Sie lieber schlucken als umstellen, dann greifen Sie wenigstens zu den folgenden Heilpflanzen, nehmen Sie diese in Form kommerziell erhältlicher Tinkturen zu sich oder versuchen Sie, aus den Pflanzen selbst einen Tee zu brauen. Beim Tee ist es wichtig, möglichst frische Blätter oder Wurzeln zu ernten oder zu kaufen. Je älter und trockener der Tee ist, desto weniger wird er Ihnen helfen können.

Lycopus europaeus

Eine pflanzliche Arznei, die in unserem Kulturkreis seit Jahrhunderten bei Schilddrüsenüberfunktion in Form einer Tinktur in Anwendung steht, ist das Wolfstrappkraut, Lycopus europaeus (z.B. thyreo-loges®-Tinktur). In Fällen einer leichteren Schilddrüsenüberfunktion kann man beispielsweise mit 3 x 20 Tropfen beginnen und dabei einen natürlichen Schilddrüsenblocker in einer berechenbaren Dosierung anwenden, anstatt gleich zu Carbimazol oder Thiamazol zu greifen. Leistungsknoten sind Vorstufen einer Schilddrüsenüberfunktion. Deshalb können

Sie von Lycopus rasche positive Wirkungen erwarten, denn es hemmt Ihre eigene Leistungsbereitschaft und damit auch das Wachstum von Leistungsknoten.

»Erdende« Heilkräuter

»Luftige« Menschen brauchen »erdende« Arzneien

Welche anderen Heilkräuter gibt es noch? Wenn Sie naturheilkundlich behandeln, sich selbst oder als Arzt, wäre es gut, wenn Sie sich mit der Elementelehre beschäftigen würden, die manchmal auch »Galens Säftelehre« genannt wird. Haben Sie das getan, werden Sie verstehen, dass jemand Leistungsknoten nur dann entwickeln kann, wenn er luftig ist. Und er kann geheilt werden, wenn er diesen Überschuss am feuchten und warmen Element in seinem Körper und in seinem Wesen dämpft durch die Zuführung »erdender« Arzneien. Denn wir bestehen aus einer harmonischen Mischung von Kälte und Wärme bzw. Trockenheit und Feuchtigkeit, und es sind die Kälte und die Trockenheit der Erde, die uns aus der »Abgehobenheit«, die eine zu fleißige Schilddrüse im Empfinden erzeugt, auf den »Boden der Tatsachen« zurückholen. Wir müssen die ungestüme Phase der Kraft abmildern mit der Weisheit des Alters, jenes Lebensstadiums, das mit dem Element Erde in Verbindung steht. Wir müssen rationeller werden, kühler denken lernen, – im positiven Sinne – berechnender. Wir müssen die wolkigen Ungetüme unserer Emotionen auf den harten Kern reduzieren. Nur so kann in uns das Gefühl der Festigkeit und Stabilität eintreten, das wir jetzt, wo wir an Leistungsknoten erkrankt sind, auch brauchen.

Zu dieser Stabilisierung können uns Lebensmittel oder Heilpflanzen verhelfen, die erdnah sind und »erdig«. Hildegard von Bingen (1098–1179), die viel genannte Äbtissin, Naturforscherin und Heilerin, die selbst Angstpatientin war und womöglich an einem Morbus Basedow litt, der sie in Schüben über Wochen ans Bett fesselte, hat im 12. Jahrhundert für ihre Therapien vor allem Wurzeln von Bäumen, Sträuchern oder Gräsern genommen und ist dabei auf Galgant, Bertram und andere Arzneien gestoßen, bei denen die in die Erde eingewachsene Wurzel zu Heilzwecken herangezogen wird.

Zurück zu den Wurzeln

Alles Bittere erdet

Prinzipiell ist es so: Alles, was in der Erde wächst – nämlich Wurzeln – oder erdnah Früchte liefert, ist als Arznei zur Heilung von Ängsten, innerer Unruhe, Schlaflosigkeit, Herzklopfen, Bluthochdruck, kurz für Schilddrüsenüberfunktions-Beschwerden geeignet. Wurzeln schmecken fast alle bitter (bei Ausnahmen wie der Süßholzwurzel wird das zur Namensgebung benutzt), was einen »erdigen«, nämlich trocknenden und kühlenden Charakter anzeigt. Alles Bittere erdet, so auch die Bitterkeit des Lebens. Und ein gutes Mittel gegen diese Bitterkeit ist es, dort, wo wir sind, Wurzeln zu schlagen, ein Nest zu bauen, ein Heim, das unsere Burg ist. Der Mensch macht das, indem er Häuser aus Mineralien errichtet, Calcium und Silikaten zum Großteil. Das erklärt auch, warum diese Mineralien so wichtig bei der Behandlung von Leistungsknoten werden, deren Ziel es ja auch ist, Stabilität für Seele und Geist zu erlangen. Alle pflanzlichen Lebewesen, die stark in der Erde verwurzelt sind, helfen uns über einen von chemischen Abläufen unabhängigen Mechanismus dabei, uns zu »erden«, wieder »Wurzeln zu schlagen«.

Hingegen sind alle Früchte oder Pflanzen, die hoch in den Himmel wachsen oder filigran sind, aus der Sicht der traditionellen Medizin schon einmal suspekt in Bezug auf die Behandlung von

Leistungsknoten. Denn ihre Energien gleichen denen, an denen Sie bei überschießender Funktion der Schilddrüse leiden. Und das sind schädliche Kräfte des Chaos. Sie sollen aber stattdessen diese »luftige« Verfasstheit ausgleichen und sich dadurch Festigkeit verleihen. Und dazu ist es notwendig, sich mit Erdfrüchten vertraut zu machen. Nachfolgend ein Überblick über die wichtigsten.

Hafer

Eine der wichtigsten pflanzlichen Arzneien gegen Ängste überhaupt liefert der Hafer. Unter dem Namen »Avena sativa« können Sie einen Pflanzenextrakt davon in der Apotheke kaufen oder auch mit den homöopathischen Globuli Avena sativa hantieren. Der Hafer aber ist eine Arznei, die Sie am besten im frischen Zustand ernten und anwenden. Haferflocken und Haferkleie sind geeignete Nahrungsmittel zu allen Jahreszeiten. Noch wichtiger aber sind Haferkraut und Haferstroh, die Sie im Sommer selbst auf dem Acker ernten können. Denn hier finden wir neben einem sehr hohen Silikatgehalt und den wertvollen, kräftigenden Mineralien Eisen, Mangan und Zink noch alle anderen Vitalstoffe des Hafers im frischen Zustand. Der pharmazeutischen Industrie ist ein Indolalkaloid mit dem Namen »Gramin« aufgefallen. Es wirkt in hoher Dosis beruhigend. Dieses Gramin ist in der frischen Pflanze weit stärker vorhanden als in allen Zubereitungen, die Sie in der Apotheke finden.

Für den Hafer gibt es zwei bewährte Anwendungen:

Haferkrauttee: Einen gehäuften Esslöffel Grünen Hafertee (3 g) mit 250 ml kochendem Wasser übergießen. Nach Abkühlen auf Zimmertemperatur abseihen. Mehrmals täglich oder kurz vor dem Schlafengehen eine Tasse Tee schwach gesüßt trinken.

Die Behandlung mit Hafertee ist eine Anwendung, die Sie beispielsweise bei autonomem Adenom oder im Basedow-Schub dann wählen, wenn Ängste, Unruhe und Schlaflosigkeit im Vordergrund stehen. Sie sollten sie als Zwei-Wochen-Kur ansetzen und danach Bilanz ziehen, wie stark Ihnen der Tee gegen die Ängste hilft. Im Bedarfsfall können Sie die Kur dann prinzipiell unbeschränkt fortsetzen. Es ist immer sinnvoll, nach einigen Monaten einfach mal damit auszusetzen und erst bei neuem Auftreten von Ängsten wieder damit zu beginnen.

Haferstroh: Für ein Vollbad 100 g zerkleinertes Haferstroh mit 3 l Wasser 20 Minuten lang kochen. Den abgeseihten Sud dem heißen Vollbad zusetzen.

Das Bad mit Haferstroh ist eine der Maßnahmen, die Sie im Akutfall treffen, um aus einer Angst herauszukommen und sich zu entspannen. Man kann das Haferstrohbad noch mit Schüßler-Salzen intensivieren. Geben Sie 20 Tabletten Nr. 7 Magnesium phosphoricum D6 und 20 Tabletten Nr. 5 Kalium phosphoricum D6 ins Wasser, um es in seiner entspannenden Wirkung »aufzupeppen«.

Weizengras

Weizengras gehört zu den ältesten Heilmitteln der Menschheit und war vor einigen Jahrtausenden sowohl in China wie auch in Europa weitverbreitet und soll hier vor allem von den keltischen Druiden als allgemeines Stärkungsmittel eingesetzt worden sein. Man kann die Keime dieses Süßgrases selbst auf eine Höhe von 20 cm auf neutraler Erde sprossen lassen, nimmt dann täglich 100 g Weizengras, wäscht es, gibt es in den Entsafter und trinkt den Saft. Die Körner für das Pflanzen von Weizengras sind einfach die ungemahlenen Weizenkörner, die Sie in jedem Supermarkt bekommen. Eine mineralienreiche Erde, in der Sie sie sprießen lassen können, bekommen Sie im Baumarkt. All das ist für ein paar Euro zu haben, es kostet allerdings ein bisschen Zeit und Mühe, bis die Pflänzchen hochgeschossen sind und geerntet werden können.

Buchweizen

Auch der Buchweizen gehört zu den europäischen Kulturpflanzen, die seit einigen Jahrzehnten nur mehr ein Nischendasein fristen. Mit Buchweizenmehl kann man aber recht annehmbare Backwaren fabrizieren. Und als Arznei bewährt hat sich der Buchweizen gegen Bindegewebsschwäche und Krampfadern, und er hilft bei Menschen mit überaktiver Schilddrüse gegen Gelenk- und Bindegewebsschmerzen.
Buchweizenkraut als Tee hat außerdem eine deutliche angstmindernde Wirkung. Zubereitet wird er wie folgt:
2 TL Buchweizenkraut mit 250 ml kochendem Wasser übergießen, 10 Minuten ziehen lassen, 3 Tassen täglich über 3 Wochen trinken.

Kalmuswurzel

Der Kalmus ist ein Aronstabgewächs, das bis zu einem Meter hoch wachsen kann. Seine Wurzel hat es in sich: Birgt sie doch kräftige Geschmacksstoffe, die heute vor allem als Beigabe zu Getränken oder in Kosmetika verwendet werden. Als alte Arznei gegen nervöse Erschöpfung und Magenbeschwerden kann die Kalmuswurzel aber dem Menschen vor allem dazu verhelfen, sein Erdelement zu stärken und sich innerlich zu stabilisieren. Der Tee wird so zubereitet:
2 TL zerschnittene Wurzel mit 250 ml kochendem Wasser übergießen, 10 Minuten ziehen lassen, abseihen, 3 Tassen täglich trinken über 3 Wochen.

Kieselsäurespender

Die Kieselsäure wird als homöopathische Arznei generell dazu genutzt, Geist, Körper und Seele zu stabilisieren. Es ist die wichtigste Arznei, um das Gefühl der »Erdhaftigkeit« im Körper zu erhöhen. Sie lässt Sie schwerer, strukturierter und ausgeglichener werden.

Zu den Heilpflanzen, die als Kieselsäurespender besonders ergiebig sind, zählen unter anderem:

- **Quecke** – gegen Erschöpfung und Abgeschlagenheit; 3 TL Kraut mit 250 ml kochendem Wasser übergießen, 10 Minuten ziehen lassen, abseihen, 3 Tassen täglich trinken über 3 Wochen.
- **Sandsegge** – gegen Hautunreinheiten; 3 TL Kraut mit 250 ml kaltem Wasser übergießen, bis zum Sieden erhitzen, 10 Minuten ziehen lassen, abseihen, 3 Tassen täglich trinken über 3 Wochen.
- **Schachtelhalm** – gegen »rheumatische« Beschwerden; 2 TL Kraut mit 250 ml kaltem Wasser übergießen, 10 Stunden ziehen lassen, abseihen, 3 Tassen täglich trinken über 3 Wochen.
- **Spitzwegerich** – gegen Reizhusten und Infektneigung; 2 TL Blätter mit 250 ml kochendem Wasser übergießen, 15 Minuten ziehen lassen, abseihen, 3 Tassen täglich trinken über 3 Wochen.

Ideal: Alle Heilpflanzen, die im Spätfrühling wachsen

Eine günstige Gelegenheit zu einer Heilanwendung dieser Pflanzen ergibt sich beispielsweise, wenn Sie gerade einen Infekt oder eine Hauterscheinung haben, die Sie therapieren wollen. Dann denken Sie bei einem frischen Atemwegsinfekt mit Reizhusten, wenn Sie einen Schleimlöser brauchen, lieber an den Spitzwegerich als an ein anderes Heilkraut wie zum Beispiel Thymian. Eine gute Idee ist es auch, in der warmen und feuchten Jahreszeit des Spätfrühlings, in dem diese Pflanzen ja wachsen, das zur Jahreszeit passende Heilkraut direkt bei Spaziergängen zu ernten und sich gleich einzuverleiben. Es ist eine alte Tradition, das zeitgerechte Wachsen von Heilpflanzen als »Fingerzeig Gottes« zu nehmen. Und nachdem Sie bei der Ausbildung von Leistungsknoten mit einer feuchten und hitzigen Krankheit befallen sind, kommen alle Heilpflanzen, die im April oder Mai wachsen, prinzipiell als Kandidaten für Ihr persönliches Heilkraut infrage.

Schüßler-Salze

Die »Salze des Lebens« – homöopathische Verreibungen körpereigener Salze – sind bei Leistungsknoten wichtige Heilmittel. Sie geben Struktur und Festigkeit und helfen Ihnen, Ihren eigenen Platz im Leben zu finden und zu verteidigen. Dazu gehört auch das »Nervensalz« Nr. 5 Kalium phosphoricum D6, denn was Kieselsäure für den Knochen, ist dieses Salz für das Gehirn: Ein Stabilisator, der blank liegende Nerven wie eine Isolationsschicht überzieht.

Die Schüßler-Salze-Basis-Kur bei Leistungsknoten sieht so aus:

- Nr. 1 Calcium fluoratum D12
- Nr. 5 Kalium phosphoricum D6
- Nr. 11 Silicea D12
- Nr. 12 Calcium sulfuricum D6

je 5 Tabletten täglich, einzeln über den Tag verteilt gelutscht, über mindestens 3 Monate, längstens ein Jahr. Diese Therapie soll eine Grundierung für Gemüt und Körper schaffen, Ihr Nervenkostüm festigen.

Im Falle von Krankheitsschüben oder Nervenkrisen ersetzen Sie diese Empfehlung mit einer Akutkur, die zum Beispiel bei einem Basedow-Schub ganz anders aussehen kann, da dann die Schilddrüse gegen Schwellung und Entzündung geschützt werden muss, und es gilt, die im Vordergrund stehenden Ängste zu berücksichtigen. Für eine solche Akutkur nimmt man:

- Nr. 4 Kalium chloratum D6
- Nr. 12 Calcium sulfuricum D6
- Nr. 13 Kalium arsenicosum D6
- Nr. 16 Lithium chloratum D6

je 5 Tabletten täglich, einzeln über den Tag verteilt gelutscht, über 3 Wochen.

Mit »Nervensalz« gegen Ängste und Anspannung

Generell kann man sagen, dass Menschen, die Leistungsknoten entwickeln, von Ängsten dominiert werden, unter einer stetigen inneren Anspannung stehen und dabei auch sehr schnell Funktionsstörungen von Salzen des Körpers entwickeln, besonders des »Nervensalzes«, Nr. 5 Kalium phosphoricum D6. Die Folge: Diese Menschen schlafen schlechter, erschöpfen sich durch Aktivität, werden gereizt und unkonzentriert, machen Fehler und können dadurch schnell in einer Verzweiflung landen, in der sie sich aufgeben. Deshalb ist es so wichtig, nicht in erster Linie und isoliert auf den Leistungsknoten zu starren, sondern auf die seelischen Vorgänge im Ganzen, und zu versuchen, diese in ein ruhiges Fahrwasser zu bringen. Je mehr Sie innerlich bei sich sind, desto besser gelingt es Ihnen auch, Selbstüberforderungen in Ihrem Leben abzustellen.

Erbanlagen – nichts Unabänderliches

Man kann Schüßler-Salze in diesem Sinn für etwas einsetzen, das man in der Homöopathie eine »Konstitutionstherapie« nennt. Der Begriff ist etwas unglücklich gewählt, denn er stammt aus einer Zeit, in der man der Ansicht war, dass die Gesundheit des Menschen im Wesentlichen durch seine Erbanlagen definiert wird. Wer eine »gute« Konstitution hatte, musste sich darüber und über ein langes Leben keine Sorgen machen. Und der Rest der Menschheit wurde dazu angehalten, eine »schlechte« Konstitution durch verschiedene Maßnahmen zu stärken, um im Überlebenskampf wenigstens halbwegs mithalten zu können. Von diesem deterministischen Weltbild ist man heute zum Glück abgerückt, schon weil die genetische Forschung gezeigt hat, dass Erbanlagen eine Software sind, die durch das individuelle Leben modifiziert werden kann.

Sich selbst das Leben schwer machen

Dennoch ist es nicht zu leugnen, dass Menschen, die Leistungsknoten entwickeln, eher zu Ängsten neigen, weil sie ein Menschentyp sind, dessen Selbstwertgefühl nicht selbstverständlich ist, ein Typ, der mehr als andere zu Selbstzweifeln neigt, der sich innerlich vor höhere Anforderungen stellt als Menschen, die ihre Schilddrüse nicht so leicht überfordern, weil sie legerer mit sich umzugehen gewohnt sind. Ob diese Grundtendenz nun mit Vererbung, Familientradition oder verschiedenen Umweltfaktoren zusammenhängt, ist nebensächlich. Was wirklich zählt, ist die Frage: Wie kann man daran arbeiten, diese Tendenz aufzulösen? Denn wer weniger Ängste hat, kann Leistungsknoten viel leichter überwinden und findet im Leben leichter zu Gleichmut und Selbstsicherheit.

Entscheidender Vorteil: ein Mineraliengemisch

Nach meiner Erfahrung sind die Schüßler-Salze, die »Salze des Lebens«, wie sie ja nach ihrem Entdecker Wilhelm Heinrich Schüßler (1821–1898) auch heißen, sehr gut dazu geeignet, den Körper in diesem Sinne umzupolen. Und Sie ersparen sich dabei oft die intensive Suche nach einem homöopathischen Konstitutionsmittel, indem Sie als Anwender dessen Wirkung mit mehreren Schüßler-Salzen auf mineralischer Ebene darzustellen versuchen. Denn ein großer Teil der Wirkung der Homöopathie beruht ja selbst bei Verreibungen von Heilpflanzen auf dem für diese Pflanzen typischen Mineraliengemisch. Die für Sie wichtigen Mineralien in energetisierter Form auszuwählen und dem Körper zuzuführen hat dann einen ähnlichen Effekt wie die Gabe eines einzigen passenden Homöopathikums, stellt aber außerdem auf chemischer Ebene in Ihrem Körper wieder Mineralienflüsse her, die wohl schon eine Zeit lang nicht mehr optimal funktioniert haben. Diese körpereigenen Mechanismen wieder in Gang zu bringen, kann für einen Menschen mit Leistungsknoten bedeuten, dass er sich entspannter und zugleich stabiler fühlt und damit in den Stand versetzt wird, die Heilung innerlich und aus eigener Kraft heraus vorzubereiten.

Salze gegen innere Angst und Unruhe

Ich möchte für Sie in diesem Kapitel alle Schüßler-Salze darstellen, die bei innerer Angst und Unruhe gegeben bzw. genommen werden können. Das ist wichtig, denn Überfunktionen der Schilddrüse sind es ja vor allem, die als quälend empfunden werden und den Menschen das Gefühl geben, etwas tun zu müssen. Ein Großteil der Menschen, die dieses Buch lesen, haben Leistungsknoten und werden aktiv dagegen, weil Ängste und Unruhe auf die Dauer

schwer auszuhalten sind. Neben der Wahl der richtigen Mineralien ist auch die Häufigkeit der Einnahme der Salze wichtig. Bei akuten Ängsten müssen Sie je nach Stärke des Symptoms mit höheren Dosierungen gegensteuern. Wollen Sie einen akuten Panikanfall mit Schüßler-Salzen mildern, müssen Sie deutlich mehr Tabletten lutschen, als das auf Packungsetiketten üblicherweise beschrieben ist. 50 Tabletten hintereinander eingenommen sind hier keine Seltenheit. Schüßler-Salze lassen sich auch in heißem Wasser zubereiten: 10 Stück des Salzes in ein Glas heißes Wasser geben, umrühren und schluckweise leer trinken. So eine heiße Zubereitung kann man auch mehrmals wiederholen.
Folgende Salze sind dazu geeignet, »Angst mit innerlicher Unruhe« zu lindern. So kann man die Ängste beschreiben, die zumeist junge Menschen mit Leistungsknoten erleben, es sind »luftige« Ängste.

Nr. 2 Calcium phosphoricum D6: Dieses Salz wird in der Jugend in erster Linie von gefühlvollen Menschen gebraucht, die immer nur weg von zu Hause und dem Alltag entfliehen wollen und die ihre Freiheit und Erfahrungen suchen, aber eigentlich etwas naiv und zu sanft sind, um sich in der Welt aus eigener Kraft durchboxen zu können. Bei Enttäuschungen treten Ängste mit Herzklopfen auf. Starkes Heimweh ist ein Leitsymptom für dieses Salz.
Nr. 7 Magnesium phosphoricum D6: Dieses Salz ist das wichtigste gegen Anspannung bei Menschen, die stark unter Leistungsdruck stehen, sich beweisen wollen, aber unsicher sind und sich dadurch verkrampfen. Es sind jüngere Menschen, zumeist mit roten Wangen als äußerem Zeichen der ständigen innerlichen Anspannung und der Neigung zu Wadenkrämpfen und Einschlafstörungen.

Nr. 9 Natrium phosphoricum D6: Hier treten Ängste durch das Gefühl des Ungeliebtseins auf. Gebraucht wird dieses Salz vor allem in der Pubertät, einer Lebensphase, in der Ängste und soziale Rückzugstendenz mit starken Aknebeschwerden und säuerlich riechendem Schweiß einhergehen.
Nr. 15 Kalium jodatum D6: Dieses Salz beruhigt die Schilddrüse ganz allgemein und gleicht sie in ihrer Funktion aus. Dadurch ist es möglich, sich innerlich besser an Stresssituationen anzupassen. Ansonsten besteht die Gefahr, dass man unter Belastung immer nervöser wird mit Hektik und Herzklopfen, wobei sich dann eine Panikattacke aufbauen kann.
Nr. 16 Lithium chloratum D6: Das Schlüsselwort für dieses Salz heißt »himmelhoch jauchzend, zu Tode betrübt«. Es hilft dabei mit, Gefühlsschwankungen auszugleichen, wodurch Ängste im Zustand der Manie verhindert werden. Die Manie kann nach außen wie eine Euphorie wirken, mündet aber nicht selten in Panikattacken.
Nr. 21 Zincum chloratum D6: Zink ist ein wichtiges Spurenelement für die Funktion von Nerven. Wo es fehlt oder nicht richtig funktioniert, stellen wir oft ein Zucken oder einen Tic fest. Die Betroffenen klagen über ein Gefühl der Rastlosigkeit, haben Angst davor, eingesperrt zu sein. Dieses Salz hilft gegen Klaustrophobie und Agoraphobie.

Homöopathie

Leistungsknoten – besonders häufig bei Morbus Basedow

Auf der Suche nach einem guten Heilmittel gegen Leistungsknoten wird man in den homöopathischen Nachschlagewerken am besten unter dem Begriff »Morbus Basedow« nachsehen, denn diese Krankheit ist schon lange bekannt und ist die extreme Ausprägung der Konstitution, die Leistungsknoten hervorbringt. Die Behandlung des Basedow durch Homöopathen ist mindestens so alt wie die Diagnose, also etwa 150 Jahre. In diesen Repertorien, wie man sie auch nennt und die dabei zur Mittelsuche benutzt werden, gibt es inmitten der verschiedenen Formen, die eine Schilddrüsenvergrößerung hervorrufen können, eine eigene Rubrik mit dem Titel »Basedow, Graves' disease, Struma basedowificata«, in der etwa 50 verschiedene Arzneien aufgeführt werden. Im Laufe der Jahre scheinen sich manche davon besonders für die Behandlung bewährt zu haben. Der Schweizer Homöopath Ritter Jost Künzli von Fimmelsberg (1915–1992) hat die wichtigsten Arzneien mit einem Punkt markiert, eine Kennzeichnung für Kollegen, sich dieser Heilmittel besonders häufig zu bedienen, weil sie in vielen Fällen eine durchgreifende Wirkung gezeigt haben. Für den Basedow sind das die Mineralien Natrium muriaticum, das Kochsalz, und Phosphor. Eine weitere Arznei, die im Repertorium hervorsticht, ist das Eisen, beispielsweise in Form von Ferrum metallicum. Zum einen, weil verschiedene Eisenverbindungen in der Rubrik genannt werden. Aber auch, weil Eisen immer dann angebracht ist, wenn man »unterdrückte Menses« hat. Heute meint man damit Zyklusstörungen, die durch die Pille auftreten. Die Monatsblutung setzt ein paar Mal aus, und dann tritt ein Basedow auf. Der soll dann durch die Einnahme von homöopathischem Eisen heilbar sein.

Wichtig: Mineralien, die an der Blutbildung beteiligt sind

Für die Behandlung des Basedow stehen also zunächst in erster Linie drei homöopathische Mineralien im Vordergrund, die an der Blutbildung beteiligt sind. Wenn jemand stark blutet, gibt man ihm gerne Eisen oder Phosphat oder eine Kombination davon, wie Nr. 3

Ferrum phosphoricum D12. Blutarmut wird ebenfalls häufig mit Eisen oder Kochsalz behandelt. Dass auch ein Leistungsknoten mit diesen Arzneien erreicht werden kann, weist in der Tradition sogar noch weiter zurück – bis hin zur Elementelehre. Sowohl das Blut wie auch die Schilddrüse werden in der alten Medizin dem Element Luft zugeordnet, und Eisen, Kochsalz und Phosphor sind deshalb gleichermaßen dazu geeignet, Krankheiten zu heilen, die durch ein Übermaß an Luft in der Mischung der Elemente im Körper entstanden sind. So ein Übermaß entsteht im Seelischen durch ein zu starkes Gefühl, das keine Erfüllung finden kann, wodurch erhöhte Anstrengungen gemacht werden, dieses Ziel dennoch zu erreichen. Dieser Erkrankungsmechanismus wird durch die drei Hauptarzneien in verschiedenem Grad beantwortet.

Ferrum metallicum

Stärkt »Kämpfernaturen«

Hier steht man mitten im Kampf. Der Mensch, der Eisen als Heilmittel braucht, ist eine Kämpfernatur an sich, arbeitet sich an einem Problem innerlich ab und wird davon schwach. Diese Menschen haben neben Leistungsknoten, die im schlimmsten Fall zur »Struma basedowificata« ausarten, oft auch eine Blutarmut oder zumindest einen Eisenmangel, was sich in einem niedrigen Ferritin manifestiert. Dieses »Auspowern« resultiert einerseits in körperlicher Schwäche durch zu starke Regelblutungen mit Eisenverlust und andererseits in Unruhe und Nervosität durch hohe Basedow-Aktivität.

Natrium muriaticum

Vom homöopathischen Kochsalz heißt es hingegen, dass es die Erinnerung von länger zurückliegenden Kränkungen und der daraus entstehenden Bitterkeit bewahrt. Denken Sie an Frau Lot,

Löst seelische Verkrustungen auf

die sich in der Bibelgeschichte umwandte und zur Salzsäule erstarrte. Was muss diese Frau schon vorher mitgemacht haben, um so zu reagieren! Nun, da sie aus der Stadt vertrieben wird und alles verliert, ist sie im seelischen Aufruhr. Da sie aber in der Folge nicht damit aufhören kann, an die ihr zugefügten Qualen zu denken, beginnt sie innerlich salzig zu erstarren. Es gibt so einen mineralischen Bodensatz in den meisten von uns, eine Verkrustung in der Seele, die sich durch energetisiertes Kochsalz auflösen kann, und das ganz so, als würde Wasser hinzugefügt. Daraus entsteht emotional vorübergehend ein scharfes Gemisch, eine Salzlake. Man spürt die Emotionen, die als Erstreaktion aufsteigen, sehr intensiv, sie wallen auf, vergehen dann aber wieder und lassen einen erleichterten Menschen zurück. Besonders die üblichen, sehr weit verbreiteten seelischen Konflikte mit der eigenen Mutter oder dem eigenen Vater oder Bitterkeit als Folge gescheiterter Beziehungen sind hier ein Thema und können Leistungsknoten bewirkt haben, die nun unter der scharfen Schmelzwirkung des Kochsalzes aufgelöst werden.

Phosphor

Bringt Licht ins Dunkel der Seele

Der »Lichtbringer«, wie man das Wort aus dem Altgriechischen übersetzt, schafft Licht in die Seele und kann gegenwärtige Erschöpfung, verursacht durch seelische Konflikte, lindern. Es ist die beste Arznei für Menschen, die sozial oder mitmenschlich engagiert sind und mit anderen mitleiden, sich für andere einsetzen und durch die Tatsache krank werden, dass die Welt oft ein kühler Ort der Ungerechtigkeit ist. Phosphor hilft Menschen mit Basedow, leitet sie dazu an, sich stärker auf sich selbst zu konzentrieren und sich nicht immer wieder vom Leid anderer Menschen von der eigenen Heilung abhalten zu lassen. Leistungsknoten bei schönen Menschen, deren Schönheit nicht gewürdigt wird, oder bei liebevollen Naturen, die ihre Wesensart nicht in eine Beziehung einbringen können, wären Indikationen für diese Arznei.

Regelmäßige Erfolgskontrolle!

Das sind die ersten drei Empfehlungen. Sie können sich diese Arzneien rezeptfrei in der Apotheke besorgen. Sie sind auch nicht teuer und sie können keinesfalls schaden.
Wie soll man sie nun am besten anwenden? Ich empfehle die Gabe von der Stärke C30, einmalig 5 Kügelchen. Danach folgt eine Zeit des Abwartens über einige Tage, nach der die Frage beantwortet werden muss, welche subjektiven, aber auch objektiv messbaren positiven Veränderungen vorliegen. Fühlen Sie sich deutlich besser? Sind Sie ruhiger geworden? Hat sich der Schlaf verbessert? Sind Sie deutlicher in Ihrer innerlichen Mitte? Was macht das Herz? Was der Blutdruck? Werden die Körperfunktionen ruhiger? Und objektivieren lassen sich Veränderungen durch eine Ultraschalluntersuchung, die zeigt, ob der Knoten bereits geschrumpft ist.
Ist ein deutlicher Erfolg eingetreten, wird die Gabe des gleichen Mittels bei erneuter Verschlechterung der Beschwerden wiederholt. Lässt sich kein Effekt feststellen, ist es besser, eine andere Arznei zu versuchen. Homöopathie, die richtig angewendet wird, wirkt gemeinhin so stark, dass bei einem »Treffer« kein weiterer Zweifel besteht, dass man sich als Anwender auf dem richtigen Weg befindet. Wenn Sie also nach Einnahme von Kügelchen noch Zweifel haben, heißt das eigentlich nur: Sie sind (zumindest derzeit) nicht empfänglich für diese Arznei, die Sie gerade versucht haben, und müssen sich wohl anderweitig umschauen.

Weitere homöopathische Arzneien

Vorsicht bei jodhaltigen Arzneien

Von Homöopathen häufig angewandt werden außerdem folgende Substanzen: Lycopus europaeus, das Wolfstrappkraut, wird in höherer Dosierung als Heilpflanze bei Schilddrüsenüberfunktion eingesetzt. (Siehe auch Abschnitt *Heilpflanzen*.) Ob Lycopus auch in homöopathischer Konzentration Wirkung haben kann, ist für mich schwer zu beantworten, aber ein Versuch kann sich lohnen. Ähnlich fraglich sehe ich Jodum, eine homöopathische Zubereitung von Jod. In der Überfunktion habe ich sogar einige Verschlechterungen gesehen, da selbst in dieser sehr geringen Konzentration durch die hochgespannte Empfindlichkeit gegen Jod, die diese Menschen mitunter aufweisen, schädliche Einflüsse möglich sind. Reaktionen dieser Art habe ich auch bei anderen jodhaltigen Arzneien wie Spongia oder Thyreoidinum beobachtet. Am besten, Sie probieren eines dieser Heilmittel oder das Schüßler-Salz Nr. 15 Kalium jodatum D6 einmalig aus und beobachten genau, was es mit Ihnen macht. Wenn Ihnen die Anwendung guttut, haben Sie ein Heilmittel an der Hand, das Sie wiederholt einsetzen können. Ansonsten aber sollten Sie jodhaltige Arzneien eher meiden.

Leitsymptome können auf das Mittel, das Sie brauchen, hinweisen. Das wären beispielsweise:

- Begleitet von Beschwerden des Herzens – Cadmium jodatum
- Verbunden mit einem Druckgefühl im Kopf – Natrium carbonicum
- Durch unterdrückte Menses entstanden (beispielsweise durch die Pille) – Ferrum metallicum
- Mit Tuberkulose in der Familiengeschichte – Drosera rotundifolia
- In Verbindung mit Darmkrebs – Cadmium metallicum

Mit Bedacht ausprobieren

Sehr gute Erfahrungen mache ich auch immer wieder mit Gold bei Menschen mit Leistungsknoten. Aurum metallicum, aber auch Aurum chloratum natronatum, eine Kochsalzverbindung, kommen hier infrage. Letzteres ist vielleicht das Hauptmittel bei geschäftstüchtigen, sehr genauen und qualitätsbewussten Menschen, die sich an ihren beruflichen Aufgaben erschöpfen. Belladonna und Glonoinum können das heftige Pulsieren und den Bluthochdruck bei Schilddrüsenüberfunktion lindern, eine Bedarfsmedikation. Ähnlich steht es mit Pilocarpinum, einem homöopathischen Mittel gegen die Angst, gewonnen aus einer Pflanze, die ein parasympathomimetisches Alkaloid enthält. Das können Sie gegen Ängste probieren. In allen Fällen, in denen Sie diese Mittel testen möchten, rate ich, zunächst jedes für sich zu versuchen, als einmalige Dosis der Potenz D12, und dann wenigstens einige Stunden zu warten und in sich hineinzufühlen, um festzustellen, was sich tut – denn all diese Mittel können in ihrer Wirkung sehr »scharf« sein.

Beziehungsmittel

Eine weitere wichtige Gruppe von Homöopathika bei Leistungsknoten sind Arzneien, die bei Beziehungskonflikten eingesetzt werden.

Staphisagria: Geeignet für Situationen, in denen durch einen Beziehungskonflikt oder gar durch Beendigung einer Beziehung Gefühle der Ehrverletzung, der Demütigung und des Sich-Ungerecht-Behandelt-Fühlens im Vordergrund stehen. Körperlich findet man häufig Herzrhythmusstörungen.

Colocynthis: Ein Ersatzmittel für Staphisagria, wenn dieses nicht mehr wirkt oder die Konflikte schon sehr lange zurückliegen. Ein Anhaltspunkt dafür, dass diese Arznei gebraucht wird, sind starke Bauchschmerzen.

Ignatia: Dieses Mittel wird immer dann gegeben, wenn man bei einem Liebesstreit widersprüchlich reagiert. Man sagt dem anderen, dass man ihn hasst, und wirft die Tür hinter sich zu, obwohl man eigentlich möchte, dass der Partner/die Partnerin einen in die Arme nimmt. Man beschimpft den anderen, als wäre er »der letzte Dreck«, während man ihn innerlich überhöht und eigentlich verherrlicht.

Abschließend noch ein genereller Hinweis zur Eigenanwendung homöopathischer Arzneien: Wenn Sie nach der Einnahme eines Mittels eine Wirkung feststellen, konzentrieren Sie sich fortan auf die Gabe dieser Arznei und geben Sie sie so lange, bis ihre Wirkung erschöpft ist. Das gelingt am besten, wenn Sie die Gabe immer erst dann wiederholen, wenn wieder eine Verschlechterung spürbar wird.

Heilung – auch eine Anleitung zum Glücklichsein

Und damit möchte ich das Kapitel mit Empfehlungen zur Eigenbehandlung von Leistungsknoten abschließen. Vieles, was hier gesagt wurde, soll als Anregung dazu dienen, die Therapie, die Sie im Praxisalltag erleben, infrage zu stellen, ganzheitlich zu ergänzen oder auch einen alternativen Weg einzuschlagen, der Sie früher oder später an das Ziel der Heilung bringen wird. Diese Heilung bedeutet nicht nur eine Linderung von Beschwerden und Verbesserung von Laborwerten oder Ultraschallbefunden, sondern auch, dass Sie in Ihrem Leben eine neue Mitte finden. Es ist für mich immer wieder interessant zu beobachten, was sich im Laufe einer Heilung auch im Umfeld einer Patientin oder eines Patienten so tut. Wie diese Menschen beginnen, sich emotional besser zu behaupten, und sich oft sogar beruflich oder privat neu orientieren. Wie sie es schaffen, immer weiter ordnend das Leben für sich so einzurichten, dass sie sich nicht mehr so leicht für andere aufgeben, dass sie lernen, sich selbst zu verwöhnen, dass sie standfester werden. So gesehen ist die Therapie von Leistungsknoten auch eine Anleitung zum Glücklichsein.

Erstarrungsknoten

Zur Unbeweglichkeit »erstarrt«

Wir schwenken nun als Nächstes in die Richtung des Gegenpols der Leistungsknoten und besuchen Menschen, deren Verknotungen in der Schilddrüse nach der Elementelehre mit dem entgegengesetzten Element verbunden sind, der kühlen und trockenen Erde. Ältere Menschen haben Erstarrungsknoten, und Menschen, die älter wirken, als sie sind, haben sie in der Regel auch. Denn das, was wir unter »alt sein« verstehen, ist ja im Grunde genommen ein Zustand der Erstarrung. Vor allem das Berufsleben zwingt uns zu festen Abläufen, die wir oft mehr oder weniger stark in unser Privatleben übernehmen. Auch die Verantwortung für eine Familie führt diesen Zustand herbei. So bereichernd sie sein mag: Familie verfestigt uns, macht uns unbeweglicher. Wenn einmal alles eingeschliffen und strukturiert ist, kann das so weit gehen, dass man in eine Phase des Nichtlebens eintritt, in die keine Abwechslung oder Spontaneität mehr passen. Typischerweise fahren solche Menschen gar nicht mehr in den Urlaub, und wenn, dann immer an den gleichen Ort. Diese Menschen haben Schwierigkeiten, sich privat oder beruflich neu zu orientieren, und müssen deshalb mit den Nachteilen des ewig Gleichen und mit Kompromissen leben.

Manchen Menschen macht all das gar nichts aus. Diese werden dabei auch nicht krank. Andere aber leben in einer Ambivalenz. Wollen einerseits das freie, wild schäumende Leben und scheuen es andererseits. Ja, sie verhindern sogar, dass spontane Entwicklungen sie aus dieser Ambivalenz befreien. Manche Menschen klagen den ganzen Tag über einen Partner, den sie aber nie verlassen würden, weil ihnen der Mut oder die Initiative dazu fehlt. Andere klagen darüber, keinen Partner zu haben, würden aber nie aktiv werden, um eine Partnerschaft zu schließen und mit Sinn zu erfüllen.

Jodmangel verursacht Erstarrungsknoten

Diese Menschen kommen dann oft in die Praxis und erwarten vom Arzt, dass er ihnen etwas aufschreibt, das sie schlucken können, damit es ihnen besser geht. Weil das bequemer ist, als selbst etwas zu ändern. Glücklicherweise ist unsere medizinische Routine so angelegt, dass Sie mit hoher Wahrscheinlichkeit auch das bekommen, was Ihrer Schilddrüse in der Erstarrung fehlt, nämlich Jod oder sogar das schon für den Körper »verständlich«, das heißt erkennbar gemachte Jod, das Jodhormon L-Thyroxin. Egal, welche Schilddrüsenknoten Sie haben, wenn Sie einen Arzt fragen, was er dagegen tun kann, drückt er Ihnen wahrscheinlich eine Packung Tabletten in die Hand, in denen eine dieser beiden Arzneien vorhanden ist oder eine Kombination davon. Diese medizinische Routine ist dadurch entstanden, dass es in Europa vor 20 000 Jahren eine Eiszeit gab, in der sich eine große Menge von Wasser anstaute, das dann beim Schmelzen die Böden auslaugte. Was von den Urmeeren an Jod liegen geblieben war, floss wieder ins Meer zurück. Die Menschen, die in Europa seither gelebt haben, hatten es mit einem besonderen Problem zu tun: chronischem Jodmangel. Deshalb gibt es auch heute noch in Mitteleuropa endemische, das heißt geografisch begrenzte Gebiete, in denen die Menschen wie in Erstarrung leben. Weil die Böden, auf denen ihre Nahrung wächst, wenig Jod aufweisen. Und chronischer Jodmangel ist eine wichtige Ursache für Erstarrungsknoten. Denn Jod ist das Lebenselixier, jenes Element, das uns warm und feucht und gefühlvoll macht.

Überflüssig wie ein Kropf?

Schilddrüsen-OPs als Arbeitsbeschaffungsmaßnahme

Im Jahr 2004 wurde von der Schilddrüseninitiative Papillon eine Studie veröffentlicht, die unter 100 000 untersuchten Menschen bei 34 Prozent eine knotige Schilddrüse vorfand. Die Studie konzentrierte sich stark auf die Vergrößerung der Schilddrüse, die sogenannte Struma oder den Kropf. Der durch Jodmangel bedingte Kropf war im letzten Jahrhundert die am häufigsten behandelte Schilddrüsenkrankheit überhaupt. Besonders im Alpenbereich, wo Jodmangel endemisch ist, wurde von den 1950er-Jahren an in einer groß angelegten Aktion fleißig operiert, um die Menschen von den meist knotig harten, unschönen Kröpfen, die damals ungemein häufig waren, zu befreien und ihnen damit wieder schöne Hälse angedeihen zu lassen. Ein edles Ziel, das dann im Laufe der Jahrzehnte mehr und mehr aus den Augen verloren wurde, als alle Kröpfe behandelt waren und man auch Knoten, die sich optisch nicht bemerkbar machten, herauszuschneiden begann. Wie kam es dazu? Es fehlte der Nachschub. Denn bis so ein wegoperierter Kropf auf eine erkennbare Größe nachwächst, dauert es viele Jahre. Und so kam es, dass die Schilddrüsenoperateure arbeitslos zu werden drohten und sich angewöhnten, auch gering vergrößerte Schilddrüsen zu operieren, und das durchaus mit einem Hintergedanken – es ist einfach leichter: Je kleiner so ein Kropf ist, desto risikoärmer lässt er sich entfernen, ohne den Stimmbandnerv zu verletzen.

Radikallösungen als Präventivmaßnahme

Es war die Zeit zwischen 1950 und 1990 auf chirurgischer Ebene auch eine Epoche der Radikallösungen. Es galt als besonders fortschrittlich, nicht lebenswichtige Organe zu entfernen, als »präventive« Maßnahme. Ich habe selbst im Studium und bei meinen ersten Gehversuchen als Arzt in den 1980er-Jahren die langen OP-Pläne gesehen und dabei erlebt, wie ganze Bevölkerungsschichten verstümmelt wurden. In der Geschichte der Menschheit sind noch nie so viele (fast) gesunde Gebärmütter und Eierstöcke ohne besonderen Anlass entfernt worden wie damals. Bandscheibenoperationen waren eine Zeit lang so populär, dass sie sogar von normalen Bauchchirurgen durchgeführt wurden. Ich habe während meiner Ausbildung bei vielen Schilddrüsenoperationen assistiert und mich dabei immer wieder gewundert, wie schön das entfernte Organ aussah (mal abgesehen von dem einen oder anderen kleinen Knoten). Operiert wurde von Meistern und von Anfängern, und das in beiden Fällen vor allem mit der Absicht, die Technik nicht zu verlernen. Es war ein Vernichtungsfeldzug gegen die Schilddrüse, der heute noch nicht zu Ende ist. Wenn jemand als Patient überhaupt Schilddrüsenknoten entwickelt hatte, galt er sofort als verdächtig, jederzeit wieder neue Knoten bilden zu wollen. Und was könnte dann als Maßnahme geeigneter sein, als die Schilddrüse vorbeugend möglichst vollständig zu entfernen – sozusagen eine gesundheitsfördernde Handlung, bevor das Organ wirklich Schwierigkeiten macht? Schließlich lebte man in einer Kultur, von der anzunehmen war, dass es immer Fabriken geben würde, die Schilddrüsenhormon in Form einer Tablette herstellen; Tabletten, mit denen sich die Schilddrüse, wie man meinte, perfekt ersetzen ließe.

Diese Fabriken sind erst in den 1950er-Jahren entstanden. Davor war man bei der Entfernung von Kröpfen etwas vorsichtiger,

Schilddrüse weg – kein Problem, solange es L-Thyroxin gibt?

beließ dem Patienten immer einen guten Teil der Schilddrüse, weil man andernfalls befürchten musste, bei einer zu vollständigen Operation ein Versagen der Schilddrüsenfunktion zu provozieren. Seither lassen sich aber vor allem mit L-Thyroxin-Tabletten gute Geschäfte machen, und jetzt wird radikaler operiert. Denn man muss nicht mehr befürchten, dass ein Mensch ohne Schilddrüse vor die Hunde geht, nur weil es kein Schilddrüsenhormon im Ersatz zu kaufen gibt. Es waren das, wenn Sie sich erinnern, technikbegeisterte, optimistische Zeiten, in denen man Fabriken zugestand, unsere Flüsse mit Gülle zu verseuchen, die meterhohe Schaumkronen warf. Alles Biologische galt als altmodisch, wertlos, unvollständig. Tabletten zu schlucken hingegen war fortschrittlich, technisch überlegen, hatte etwas von schöner neuer Welt.

Die Schilddrüse – weit mehr als ein Jodaufbereiter

Mit der Zeit hat man das dann aber kritischer gesehen, weil immer klarer wurde, dass man sich verrannt hatte. Medizinisch gesehen sind das Herz oder die Gebärmutter eben nicht bloße Hohlmuskel, sondern Organe mit Aufgaben und Fähigkeiten, die wir heute nur im Ansatz kennen. Und die Schilddrüse ist nicht nur ein Jodaufbereiter, sondern ein im Grunde genommen unersetzliches Organ der Empfindungen. Spätestens mit dem steigenden Umweltbewusstsein der 1980er-Jahre tauchten auch in der Medizin drängende Fragen auf. In Bezug auf die Schilddrüse lauteten diese: Kann man sich nicht chirurgisch wieder darauf beschränken, Knoten einzeln auszuschälen? Denn die Erfahrung zeigte: So gut wie die Schilddrüse den Hormonbedarf misst und deckt, kann man die Dosis einer Tablette gar nicht anpassen. Und wenn das so ist: Ist es dann nicht sinnvoller, bei einer gesunden und einer kranken Hälfte der Schilddrüse nur die kranke zu entfernen und die gesunde ungeschoren zu lassen, in der Hoffnung, dass sie die Arbeit der fehlenden Hälfte übernimmt und aus eigener Kraft völlige Gesundung bewirkt? Ist es wirklich möglich, mit einer Tablette L-Thyroxin diese Drüse in allen ihren Aufgaben zu ersetzen – und wenn ja, wie muss man das Hormon dosieren, um dem Menschen und seinen Bedürfnissen gerecht zu werden?

Jodiertes Salz – eine (fast) unbedenkliche Jodquelle

Mit diesen Fragen ist im Laufe der Jahre auch die ganzheitliche Medizin wieder interessant geworden. Durch diese neue Sensibilität sind allerdings auch einige medizinische Empfehlungen in Verruf gekommen, an denen an sich nichts zu kritisieren wäre. Beispielsweise wird jodiertes Salz von vielen Menschen neuerdings abgelehnt, weil das Jod, das ihm beigefügt wurde, aus Industrieabfällen stammt. Industrieabfälle – das klingt zwar eklig, es handelt sich dabei aber um Rohstoffe, die hundertprozentig sauber sind und das Salz deshalb als Zusatz nur veredeln können. Vor allem reicht die Joddosis des künstlich jodierten Salzes aus, Ihren Tagesbedarf zu decken. Wenn Sie viel kochen und mit Jodsalz würzen, brauchen Sie sich um andere Jodquellen in der Nahrung keine Gedanken zu machen. (Das einzige Problem, das ich beim kommerziellen Kochsalz sehe, ist, nebenbei bemerkt, der Aluminiumzusatz. Dadurch erhöht sich die Rieselfreudigkeit von Salzkörnchen. Aber Aluminium hat meiner Meinung nach in der Nahrung nichts zu suchen und kann in höherer Konzentration, wie sie beispielsweise bei der Nierendialyse durch die Aluminiumbeschichtung der Dialysemembranen auftreten kann, langfristig sogar Demenz hervorrufen.)

Der Mensch sucht heute eine möglichst biologisch-sanfte Lösung medizinischer Probleme. Deshalb geht es mittlerweile längst nicht mehr darum, einen Knoten einfach wegzuoperieren.

Ziel ist vielmehr, die Schilddrüse möglichst vollständig und vital zu erhalten – ganz unabhängig davon, ob sie nun den einen oder anderen Knoten hat. Um etwas für die Schilddrüse zu tun, reicht es nicht aus, einfach Hormontabletten zu schlucken. Entscheidend ist die Frage, welche Vitalstoffe die Schilddrüse braucht, um selbstständig ihre Hormone bilden zu können. Oder – ob energetisierte Formen von Jod, wie man sie in der Homöopathie oder der Schüßler-Salz-Medizin einsetzt, der Schilddrüse helfen können, das mit der Nahrung aufgenommene Jod leichter und besser dosiert in Schilddrüsenhormon umzubauen. Und letztlich zählt auch eine nähere, tiefer gehende Analyse der seelischen Ursachen von Verknotungen. Man will diese Ursachen heutzutage kennenlernen, um ihre Bedeutung für die Gesundheit abschätzen zu können.

Jodersatz

Erstarrungsknoten – auch ohne Jodmangel

Erstarrungsknoten sind aus akademischer Sicht sehr häufig durch einen Jodmangel bedingt, kommen aber nach der Erfahrung des Naturheilkundlers auch bei Menschen vor, die genügend Jod zu sich nehmen, weshalb das eine mit dem anderen nur bedingt zu tun hat. In diesen Fällen muss man annehmen, dass der Jodstoffwechsel im Körper nicht optimal verläuft. These: Weil im geistigen und seelischen Bereich eine Erstarrung vorliegt, die sich auf körperlicher Ebene eben auch in Form von Erstarrungsgebilden manifestieren kann. Hier einfach eine höhere Menge an Jod in der Nahrung anzubieten, kann funktionieren, muss aber nicht. Deshalb ist es als erster Schritt nach meinem Urteil schon einmal sinnvoll, das Jod, das man täglich mit der Nahrung aufnimmt, mit homöopathischem Jod zu kombinieren, um auch energetische Wirkungen zu erzielen. Bei Menschen mit Erstarrungsknoten muss man ja im Gegensatz zu solchen mit Leistungsknoten nicht befürchten, dass eine Jodempfindlichkeit besteht. Hier kann man sowohl auf chemischer wie auch auf energetischer Ebene hoch dosieren.

Meine Grundmaßnahme bei Erstarrungsknoten sieht unter diesen Gesichtspunkten so aus:

1. Jodierung der Nahrung mit Jodalgen, etwa 500 Mikrogramm Jod täglich*
2. Spongia tosta D6 Globuli, 1 x 5 Kügelchen täglich über 3 Monate

Die »Signatur« einer Arznei beachten

Dabei bekommen Sie eine etwas über dem durchschnittlichen Tagesbedarf liegende Menge an Jod, die mit einem organisch gewachsenen jodreichen Homöopathikum kombiniert wird. Spongia tosta (Meerschwamm) gehört zu den interessantesten Arzneien bei Erstarrungsknoten. Es ist ein entwicklungsgeschichtlich zwischen Pflanzen und Tier liegendes jodreiches Lebewesen, dessen Äußeres vage an eine Schilddrüse mit Erstarrungsknoten erinnert. Solche optischen Hinweise werden in der Naturheilkunde oft ernst genommen, weil man an eine »Signatur« von Arzneien glaubt, Zeichen, die ein Heilmittel dem Kranken zu geben scheint, um auf seine heilende Kraft aufmerksam zu machen. Außerdem lebt Spongia in den Tiefen des Meeres in großer Kälte – was vergleichbar wäre mit unserer heutigen sozialen oder emotionalen Kälte, die Erstarrungsknoten hervorruft.

---

* Jodalgen werden im Reformhaus angeboten. Es gibt davon verschiedene Sorten, weshalb Sie die Angabe zum Jodinhalt überprüfen und die Menge entsprechend berechnen müssen.

Spongia schafft es, sich durch Jodeinlagerung und -verwertung warm zu halten, und kann uns diese Errungenschaft als Arznei mitteilen. Aber auch unabhängig von solchen – zugegeben esoterischen Gedankengängen – bekommen Sie hier Jod, das von einem Lebewesen für sich selbst nützlich gemacht wurde in einer energetisierten Form, was Ihrer erstarrten Schilddrüse auf die Beine hilft. Und Sie geben ihr dabei auch genug Futter, um Hormone zu bilden, die den Menschen wieder emotional und in seinem Wesen flottmachen.

Hormonersatz durch synthetisches L-Thyroxin

Wenn Sie daran denken, der Schilddrüse eine Erholungspause zu gönnen und sie einfach über einen gewissen Zeitraum hinweg durch etwas zu ersetzen, müssen Sie dem Körper ausreichend Hormon oder Hormone zuführen. Das Gleiche gilt für den Fall, dass Sie eine Schilddrüse haben, die voller Erstarrungsknoten ist und ihre Aufgabe wahrscheinlich mittelfristig gar nicht wahrnehmen kann. Wie das zu bewerkstelligen ist? Man kann natürlich einfach synthetisches L-Thyroxin (z.B. Euthyrox®) zuführen, in der Hoffnung, dass der Körper daraus schon ausreichende Mengen der aktiven Form, Trijodthyronin (T3), herstellt. Man kann das T3 auch in Form von Tabletten wie Prothyrid® direkt dosieren oder eine Kombination dieser beiden Hormone versuchen. Reizvoll ist es aber auch aus naturheilkundlicher Sicht, ein Schilddrüsenextrakt zu wählen, in dem nicht nur die Hormone, sondern auch zahlreiche andere Inhaltsstoffe vorhanden sind, die wir ja eigentlich bis heute nur teilweise kennen. Früher gab es hier das Produkt »Thyreogland«, ein Pulver, das aus Rinderschilddrüsen hergestellt wurde, die in Schlachthöfen anfielen. Seit der BSE-Krise gewinnt man Schilddrüsenextrakt von Schweinen. Bei der Dosierung kann es Schwierigkeiten geben, weil sich nicht genau vorhersagen lässt, wie biologisch aktiv sich das Extrakt erweisen wird. Und weil Menschen keine Schweine sind und Schweine eine andere natürliche Mischung der Hormone bilden. Sie weisen beispielsweise einen weit höheren T3-Gehalt auf, als das im menschlichen Körper der Fall ist. Dort findet man 10 Prozent T3 und 90 Prozent T4. Beim Schwein steht ein Drittel T4 zwei Dritteln T4 gegenüber, was heißt, dass bei ihnen Jod schneller für die Körperzellen als Energiequelle verfügbar ist. Problematisch muss der höhere T3-Gehalt für den Menschen allerdings nicht sein; er wirkt vielleicht eher stimulierend, soweit ich das im Praxisalltag beobachten kann.

Schildddrüsenextrakt wird in Deutschland nur von zwei Apotheken hergestellt und vertrieben, der Klösterl-Apotheke in München und der Receptura-Apotheke in Frankfurt am Main. Es kann über internationale Apotheken aber auch von amerikanischen Anbietern bezogen werden. (Adressen siehe Anhang im Abschnitt *Bezugsquellen für Schilddrüsenextrakt*.)

Versorgung mit belebenden Inhaltsstoffen

In mehreren Studien hat sich Schilddrüsenextrakt gegenüber synthetisch hergestellten Schilddrüsenhormonpräparaten in Bezug auf die Dosierung als zumindest gleichwertig erwiesen, war aber weitaus besser verträglich. Das ist aus naturheilkundlicher Sicht kein Zufall, denn die Betroffenen bekommen ja nicht nur die Hormone selbst, sondern auch andere Inhaltsstoffe der Schilddrüse, die bei Erstarrungsknoten oft verloren gegangen sind, da sich die Schilddrüse verfestigt hat. Auch diese noch nicht bekannten Inhaltsstoffe können belebend wirken. Deshalb ist es auch sinnvoll, diese Schilddrüse auf Schilddrüsenextrakt einzustellen, wird sie doch dadurch in die Lage versetzt, sich wieder auf ihre Aufgaben zu besinnen.

Diese Therapie, ein krankes Organ dadurch zu heilen, dass man es mit dem gesunden Organ eines anderen Lebewesens konfrontiert, gibt es schon seit dem Altertum, und man hat damals ja vor allem Kropfbildungen durch Erstarrungsknoten damit therapiert. Den Griechen galt diese Methode als »Organotherapie«, aber auch die Kelten und Germanen waren der Ansicht, man solle beispielsweise bei Blutarmut als Ersatz das Blut von Tieren trinken, und ein starkes Tier wie der Bär verleihe auch dem Gesunden Kraft, indem es sein Blut »auffrischt«. Man mag darüber lächeln, aber gewirkt hat es offenbar.
Wenn man sich für eine Therapie mit Schilddrüsenextrakt entscheidet, unternimmt man auch schon einen ersten Schritt in Richtung Homöopathie, da man damit die Absicht verfolgt, die Schilddrüse zusätzlich »aufzubauen« und die Neubildung von Schilddrüsenzellen anzuregen. Schilddrüsenextrakt vom Kalb oder vom Schaf wird in einer Arznei mit dem Namen »Thyreoidinum« angeboten. Wenn Sie hier zusätzlich zur Organotherapie auch 5 Kügelchen in der Potenz D12 täglich einnehmen, regen Sie auf einer energetischen Ebene die Neubildung frischer Schilddrüsenzellen an, durch die eine erstarrte Schilddrüse wieder wachsen und an eigenständig hormonbildender Kraft zunehmen kann.

Schilddrüsenhormon-Tabletten und Anmerkungen zur Therapie

Die folgende Übersicht informiert Sie über die wichtigsten Präparate und die jeweiligen Handelsnamen bzw. Hersteller.

Liothyronin (Trijodthyronin, T3)
Cynomel
Cytomel t3
Thybon
Thyrotardin

Levothyroxin (L-Thyroxin, T4)
Berlthyrox
Euthyrox
L-Thyrox
L-Thyroxin beta
L-Thyroxin CT
L-Thyroxin Henning
L-Thyroxin ratiopharm

Kombipräparate
Jodthyrox: kombiniert 100 µg Levothyroxin mit 100 µg Jod
Ähnliche Präparate:
L-Thyroxin Jod 100/100
L-Thyroxin-Jod beta 100
L-Thyrox Jod Hexal
Thyronajod

Novothyral: kombiniert 75 µg Levothyroxin mit 15 µg Liothyronin bzw. 100 µg Levothyroxin mit 20 µg Liothyronin

Prothyrid: kombiniert 100 µg Levothyroxin mit 10 µg Liothyronin

Schilddrüsenextrakt
»Glandulae thyreoideae siccatae«, gefriergetrocknete Schilddrüse vom Schwein. Lieferbar ist sie von der Klösterl-Apotheke in München, der Receptura Apotheke in Frankfurt am Main oder aus den USA unter den Markennamen Armour-Thyroid®, Acella®, Naturethroid® oder Erfa®. Schilddrüsenextrakte enthalten neben T3 und T4 auch noch Thyreoglobulin, selenhaltige Enzyme, Aminosäuren, Hormonvorstoffe und anderes.

Sie können aber natürlich auch synthetisch hergestellte Schilddrüsenhormone einnehmen. Bequemer ist das allemal, weil sie vom Hausarzt anstandslos verschrieben und auch von jeder Kasse bezahlt werden.

Egal, mit welchen Hormontabletten ein Therapeut dann bei einer funktionsuntüchtig gewordenen Schilddrüse arbeitet: Es geht dabei immer um die Frage, wie sich durch den Ersatz von Schilddrüsenhormonen ein so guter Ausgleich bewerkstelligen lässt, dass die Patienten und Patientinnen ein reiches, glückliches und beschwerdefreies Leben führen können. Dieses Ziel ist nicht ganz leicht zu erreichen, da der Tagesbedarf stark schwanken kann und meist mehrere Anpassungsstufen notwendig sind, bis man eine akzeptable Dosierung gefunden hat. Durchschnittlich braucht ein Mensch ungefähr 100 µg L-Thyroxin am Tag, aber das ist nur eine grobe Richtschnur. In manchen, allerdings sehr seltenen Fällen geht dieser Bedarf bis auf 300 µg hoch.

Einnahme: am besten nüchtern

Wenn Sie Schilddrüsenhormon-Tabletten nüchtern einnehmen und danach ein paar Stunden lang nichts essen, schaffen Sie Idealbedingungen für die Aufnahme, denn ein Großteil von dem, was Sie schlucken, kann dann auch von den Schleimhäuten in Mund, Speiseröhre, Magen oder Darm aufgenommen werden. Wenn Sie hingegen eine Schilddrüsentablette zusammen mit einem guten Glas Milch »hinabschwemmen«, werden Sie daraus wahrscheinlich gar kein Hormon für den Eigengebrauch gewinnen, da es sich im Fett der Milch löst und an das Eiweiß gebunden wird und damit längst durch den Verdauungsprozess verloren gegangen ist, bevor es die Blutbahn erreicht hat. Vergessen Sie nicht, dass L-Thyroxin im Wesentlichen eine Aminosäurenformation ist und dass Eiweiße aus Aminosäuren bestehen und eine Aminosäure sehr schnell in einem Eiweißmantel untergehen kann.

Individuelles Befinden als Richtschnur

Wie hoch das Hormon dosiert wird, mache ich nicht von Prozentrechnungen abhängig, die in vielen Arztpraxen anhand von Laborwerten angestellt werden, sondern vom Befinden des Behandelten. Je aktiver er wird und je wohler er sich fühlt, desto besser. Es ist immer eine gute Idee, den individuellen Bedarf dadurch zu bestimmen, dass man die Dosis so lange steigert, bis das Hormon fühlbar wird. Man beginnt beispielsweise mit 25 µg L-Thyroxin und steigert im Abstand von 2 Wochen in 25 µg-Schritten hoch, bis Herzklopfen, Unruhe oder Nervosität auftreten. Dann hat man ein gutes Maß für den wahren Bedarf. Meist kann man bei dieser Dosis bleiben, weil die Beschwerden nach einigen Tagen verschwunden sind.

Eine andere Variante wäre die Gabe von Schilddrüsenextrakt, das erfahrungsgemäß von den Betroffenen weit besser ver-

Natürliche Produkte – durch (fast) nichts zu ersetzen

tragen wird und die Dosierung nicht so streng vorzunehmen ist. Man kann ja nur entweder 50 oder 100 oder 150 Mikrogramm einnehmen. Interessanterweise lassen sich unterschiedliche Bedarfssituationen, die der Alltag mit sich bringt, mit Schilddrüsenextrakt problemlos ausgleichen. Mir macht die Behandlung mit Schilddrüsenextrakt wirkliche Freude, und ich komme damit auch gut zurecht, selbst wenn ein T3-Überschuss in manchen Fällen anfänglich Herzklopfen und Unruhe auslösen kann als Ausdruck einer momentanen »Überdosierung«. Nach wenigen Tagen spielt sich die Sache in der Regel aber ein, und der hohe T3-Anteil führt zu einer stärkeren Belebung des Menschen, als dies bei synthetischen Kombipräparaten mit L-Thyroxin der Fall ist. Außerdem glaube ich, dass sich durch die zahlreichen weiteren Inhaltsstoffe, die man über die gesunde Schilddrüse eines Schweins geliefert bekommt, auch die Wirksamkeit der Hormone im Körper derjenigen Menschen verbessern lässt, die sich über längere Zeiträume an eine innerliche Erstarrung gewöhnt haben. Man kennt ähnliche Phänomene bei der Behandlung von Depressionen mit Johanniskraut. Anfänglich hatte man aufseiten der Pharmaindustrie versucht, wichtige Inhaltsstoffe herauszufiltern und hochdosiert damit zu behandeln, bis man letztendlich herausfand, dass die natürliche Stoffmischung der Pflanze durch nichts ersetzt werden kann. Ähnlich physiologisch, natürlich und überzeugend ist auch die Wirkung von Schilddrüsenextrakt.

Heilpflanzen

Der Sinn von Blüten in der Natur ist im Grunde genommen der, Tiere anzulocken, die durch ihre Beweglichkeit die Fortpflanzung von Pflanzen ermöglichen. Die Düfte der Blüten regen die Sinnlichkeit an, das Lebensgefühl und die Sexualität. So kommt es in der Natur zwischen einer Biene und einer Blüte zu einem Austausch, der mit Lust verbunden ist. Die Biene fliegt immer wieder nach Blüten aus, weil sie von der Pflanze für ihre Arbeit nicht nur mit Honig belohnt wird, sondern auch mit dem sinnlichen Erlebnis, mit Blüten kommunizieren zu dürfen.

Düfte vermitteln Lebensfreude

Auch wir Menschen sind keineswegs immun gegen die Verlockungen von Blüten. Pflanzen haben uns etwas zu sagen, und sie sprechen mit ihren Düften vor allem von der Lebensfreude, also genau von dem, was Sie als jemand, der Erstarrungsknoten aufweist, am meisten entbehren. Die beste Art, mit Pflanzen zu kommunizieren, ist, sich wie eine Biene an die Blüten anzunähern und daran zu riechen. Der Homöopath Dr. Edward Bach (1886–1936) hat daraus seine Bachblütentherapie entwickelt. Eine gute Methode. Schade, dass man heute nur sehr selten seinem Vorbild nacheifert, sondern sich damit zufrieden gibt, in Alkohol oder Wasser gelöste Blüten einzunehmen oder gar Notfalltropfen in Form von Lutschtabletten oder Bonbons, die sicherlich einmal Kontakt mit Blüten hatten, aber das wirkliche Erlebnis nicht ersetzen können. Besser sieht die Sache in der Aromatherapie aus, wenn Sie Duftöle in Schalen verdampfen. Hier kommen Sie der natürlichen Erfahrung, an Blüten zu riechen, am nächsten und können deshalb von diesem Erlebnis am ehesten medizinische Wirkungen erwarten.

Düfte wählt man nach Sympathie aus. Die Chemie muss stimmen

Wenn Sie bei einem bestimmten Duft merken, dass etwas in Ihrem Inneren anspringt, dann liegt das daran, dass zwischen Ihnen und der Arznei die Chemie stimmt. In diesem Fall kann ein Duft auch heilen. Im Gegensatz dazu wird sich ein Duft, der Ihnen unangenehm ist, eher nachteilig auswirken. Hier müssen Sie sich die Mühe machen, die am Markt zur Verfügung stehenden Düfte nach und nach auszuprobieren. In der warmen Jahreszeit können Sie mit Blütendüften direkt anfangen, indem Sie sich in die Natur begeben und bewusst zu riechen beginnen.

Schüßler-Salze

Die Schüßler-Basis-Kur bei Erstarrungsknoten konzentriert sich darauf, Verhärtungen in Körper und Seele zu vermindern. Nr. 1 Calcium fluoratum D12, das wir als Verfestiger kennengelernt haben, kann zu harte Strukturen im Körper wieder aufweichen, weshalb es bei diesen Knoten angebracht ist. Ähnliches Potenzial kann man in absteigender Bedeutung den Salzen Nr. 2 Calcium phosphoricum D6, Nr. 11 Silicea D12 sowie Nr. 12 Calcium sulfuricum D6 und Nr. 22 Calcium carbonicum D6 zuerkennen. Seelische Verhärtungen werden vor allem mit den Salzen Nr. 4 Kalium chloratum D6 und Nr. 8 Natrium chloratum D6 erreicht. Auch Nr. 15 Kalium jodatum D6 kann hilfreich sein, da damit der Jodstoffwechsel im Körper angeregt wird. Eine alte Regel lautet, dass man nicht mehr als vier Salze zugleich anwenden soll, vielleicht auch, weil es nur wenige Menschen gibt, die so große Mengen an Tabletten über längere Zeiträume zu lutschen bereit sind.

Meine Basis-Kur lautet so:

- Nr. 1 Calcium fluoratum D12
- Nr. 4 Kalium chloratum D6
- Nr. 8 Natrium chloratum D6
- Nr. 15 Kalium jodatum D6

je 5 Tabletten täglich über 3 Monate.

Danach werden die Verfestigungsknoten kontrolliert und das Therapieergebnis überprüft. Ist eine deutliche Schrumpfung zu registrieren, lohnt es sich, die Behandlung noch über mehrere Monate fortzusetzen. Merkt man keine Fortschritte, bin ich geneigt, zu weiteren homöopathischen Mitteln überzuwechseln, die für die Behandlung von tiefer gehenden seelischen Konflikten geeignet sind, da sich damit erfahrungsgemäß größere Erfolge erzielen lassen.
Der Vorteil der Schüßler-Basis-Kur ist der, dass man sie problemlos mit Jodalgen und Spongia kombinieren kann. Störungen oder Überlagerungen der Heilmittel kommen nicht vor.

Homöopathie

Wenn es um Homöopathie geht, meinen viele Homöopathen, sollten die Laien die Finger davon lassen. Ich bin nicht dieser Meinung. Selbst Anfänger in der Homöopathie erzielen oft gute Erfolge, sofern sie zu den Hauptmitteln der Homöopathie, den Polychresten, greifen. Diese wirken ja auch vielfach selbst dann, wenn sie nicht immer ganz genau passend auf den individuellen Fall angewandt werden.
Zu den Polychresten bei Erstarrung und Verhärtung der Schilddrüse gehören vor allem die beiden im Folgenden zuerst

beschriebenen Arzneien, die mit dem Geschlechtsleben zu tun haben.

Thuja occidentalis: Der Lebensbaum ist in der Homöopathie zuständig für alles Verdeckte, Verschwiegene, aus Gründen des Anstands und der Selbstachtung Unterdrückte. Heimliche Vorlieben, die man nie zugeben würde. Falsche Entscheidungen und Fehler, über die man nicht reden kann, weil sie öffentlich auch nur schwer zu rechtfertigen sind. Makel, die die Familie betreffen. Wenn diese mit Liebe und Partnerschaft einhergehen und Beschwerden im Bereich der Harnwege oder Genitalien die Folge sind – vor allem Ausfluss aus Scheide oder Harnröhre als Ausdruck einer übersteigerten Sehnsucht nach sexueller Befriedigung oder Liebeserfüllung –, lassen sich mit dieser Arznei auch Schilddrüsenknoten behandeln.

Conium maculatum: Diese Arznei wirkt vor allem bei einer unterdrückten Sexualität, die zu einem Desinteresse an der Liebe geführt hat. Denn hier verhärtet sich nicht nur die Schilddrüse, Gleiches gilt auch für die Gebärmutter der Frau oder die Prostata des Mannes.

Barium carbonicum: Dieses große Arzneimittel bei Erstarrung und Entwicklungshemmung aufgrund eines zu einförmigen Umfeldes, das heißt durch die Abwesenheit von Licht, Luft und Gesellschaft, durch den Mangel an wirklichem Leben, eignet sich für Erstarrungsknoten bei Menschen, die auf dem Land oder in einem Bergtal im Einerlei des Alltags leben, ohne große Hoffnungen, ohne starke Empfindungen, und die davon gleichgültig geworden sind.

Wenn Schüßler-Basis-Kur und Jodzufuhr nicht den gewünschten Erfolg gehabt haben, wende ich diese Arzneien wie folgt an:

- Thuja officinalis D12
- Conium maculatum D12
- Barium carbonicum D12

je 5 Kügelchen täglich über 2 Monate, danach Kontrolle der Knotengröße. Die Jodierung mit Jodalgen oder Jodsalz wird unterdessen beibehalten, Spongia aber in diesem Zeitraum abgesetzt, da es die Wirkung der anderen Homöopathika stören kann.

Diese Empfehlungen beschließen das Kapitel Erstarrungsknoten und Selbstmedikation bei dieser Form der Schilddrüsenhemmung.

Verletzungsknoten

Verkörperung einer Verstörung

Unter diesem Begriff verstehen wir entzündliche Reaktionen oder auch Tumoren, deren Entstehung wir auf seelische Verletzungen zurückführen, die ihrerseits eine Schwächung und einen Rückzug zur Folge haben. (Vgl. hierzu auch Abschnitt *Verletzungsknoten* im Kapitel *Möglichkeiten der Naturheilkunde.*) Der Unterschied zwischen Verletzungsknoten und Leistungsknoten liegt darin, dass Leistungsknoten Schilddrüsenhormone speichern und im vermehrten Maß bilden, wodurch wir angespannte, hektische Menschen erleben, die um ihr Glück kämpfen, selbst dann, wenn dieses sich auf diese Weise gar nicht mehr erfüllen kann. Menschen mit Leistungsknoten sind solche, die aus einer großen Enttäuschung oder Demütigung den Schluss ziehen, sich in weitere Enttäuschungen und Demütigungen zu begeben wie Zocker, die

Verluste durch das Eingehen neuer Risiken wettmachen wollen. Bei Verletzungsknoten erleben wir hingegen eine Verstörung, die oft in Inaktivität und Depression mündet. Eine Verstörung, die Selbstzweifel weckt, die sich mitunter auch auf den Körper erstrecken, was auf organischer Ebene Autoimmunerkrankungen zur Folge haben, Gewebe zerstören und letztendlich die Schilddrüse auflösen kann. Dazu kommen häufig Allergien und Unverträglichkeiten, die sich so sehr zuspitzen können, dass man bald nichts mehr zu vertragen scheint, wie wundgescheuert auf alles reagiert und sich im Kranksein so sehr verstrickt, dass daneben nur mehr wenig Lebensabläufe Platz haben.

Der Unterschied zwischen Verletzungsknoten und Erstarrungsknoten besteht hingegen darin, dass Menschen mit Erstarrungsknoten sich verhärten, um sich gegen Verletzungen zu wappnen, und davon vielleicht gefühllos werden, aber ansonsten ihre Leistung im Leben durchaus erbringen. Sie lassen sich nicht durch ihre Beschwerden vom Leben abhalten, selbst wenn dieses im Einerlei verläuft. Jemand mit Verletzungsknoten hingegen wird klagsam, inaktiv und bleibt auf alles empfindlich – bis Vernarbungsprozesse schließlich ein Gefühl der Taubheit hervorgerufen haben. Dann nimmt die Ähnlichkeit zu Menschen mit Erstarrungsknoten mehr und mehr zu, denn beide haben ganz zuletzt eine harte Schilddrüse, die ihre Leistung nicht mehr bringen kann.

Es gibt also bei Verletzungsknoten ein Akutstadium, in dem die Entzündung vorherrscht, die sich im schlimmsten Fall bis zu einer Krebserkrankung steigern kann, durch die sich der Mensch »wegräumt«, wie man das im Jargon nennt. Und es gibt ein chronisches Stadium, in dem nach vielen Jahren im Wesentlichen alles gilt, was wir als Therapieempfehlungen bei Erstarrungsknoten kennengelernt haben.

Ernährung

Zumeist ungefährlich: »normales« Jod aus der Nahrung

Wie soll man mit dem Akutstadium umgehen, der frischen Wunde, die sich in den meisten Fällen in Form einer akuten Hashimoto-Erkrankung austobt, als Schilddrüsenüberfunktion maskiert, mit Symptomen wie Nervosität, Ängsten, Herzklopfen, Schwitzen, Schlaflosigkeit? Hier gibt es unter Fachleuten keine Einigkeit. Die Mehrzahl der Therapeuten warnt vor der Gabe von Jod in diesem Stadium, weil sie Sorge haben, dass damit die Aufregung noch aufgeheizt werden könnte. Stattdessen verordnen sie L-Thyroxin. Nicht, weil das eine durchdachte Sache wäre, sondern einfach, weil »Schilddrüsenexperten« eigentlich nur eine große Arznei haben: Das Schilddrüsenhormon, von dem sie hoffen, dass es in ausreichender Dosierung die Schilddrüse durch Entlastung lahmlegen wird, wodurch sich das Organ von jeder Krankheit erholen kann. In diesem besonderen Fall ist das aber eine fatale Entscheidung. Aufgereizte Menschen mit Schilddrüsenentzündungen reagieren sehr empfindlich auf synthetische Schilddrüsenhormone. Normales Jod, das man mit der Nahrung aufnimmt, ist da völlig harmlos für die Schilddrüse, sofern keine ausgesprochene Jodempfindlichkeit besteht. Weil es vom Körper in dieser Form gar nicht »verstanden« und daher wieder über die Niere ausgeschieden wird. L-Thyroxin hingegen ist durch seinen Aminosäuregehalt zum »verständlichen« Jod geworden und kann nach seiner Umwandlung in Trijodthyronin in jede Zelle des Körpers eindringen. Diese Reaktion ist hochgradig gefährlich bei Menschen mit einer akuten Schilddrüsenentzündung, weshalb ich in diesem Stadium von der Gabe von L-Thyroxin nur abraten kann, selbst wenn es einige wenige Patienten gibt, die das Medikament anstandslos vertragen.

Therapieansätze, die auch die Seele stärken

Über die richtige Dosierung eines Lebenselixiers

Die heute in Naturheilkundekreisen verbreitete Angst vor Jod ist übertrieben und der Tatsache geschuldet, das dort Menschen Wortführer geworden sind, die an einem Morbus Basedow oder einer Jodunverträglichkeit – kurz an Leistungsknoten – leiden und in guter Absicht alle Menschen vor dem Jod warnen, ungeachtet ihrer Schilddrüsenkrankheit. Es ist das die Umkehrung einer ebenso falschen Politik, die über Jahrzehnte aufgrund eines endemischen Jodmangels jedem Menschen empfahl, größere Mengen von Jod einzunehmen. Begonnen hat diese Medizin im 19. Jahrhundert, als Kaliumjodid als Tinktur zur meistverschriebenen Arznei wurde und dabei in Dosierungen bis zu 1 000 000 µg (!) zum Einsatz kam. Heute haben wir zu Recht eingesehen, dass Menschen mit Leistungsknoten eher wenig Jod bekommen sollen und Menschen mit Erstarrungsknoten sehr viel davon. Einen Jodbedarf sehe ich aber auch bei der Hashimoto-Thyreoiditis, zumindest im chronischen Stadium, in dem sie den Erstarrungsknoten ähnelt. Auch im Akutstadium ist es keineswegs wissenschaftlich bewiesen, dass Jod schädlich wäre. Eine Jodvergiftung durch Kontrastmitteluntersuchung hat hingegen bei manchen Menschen schon eine Überfunktion ausgelöst. Da Kontrastmitteluntersuchungen sehr häufig geworden sind und auch die Jodierung von Speisen zugenommen hat, halten hier manche Menschen eines neben das andere und sagen: Weil zu viel Jod in der Nahrung ist, gibt es einen rasanten Anstieg der Hashimoto-Erkrankung. Die Problematik dieser Betrachtungsweise liegt nach meiner Ansicht darin, dass Sie ohne Jodaufnahme nicht mehr von den L-Thyroxin-Tabletten wegkommen. Ohne Jod in der Nahrung ist die Hashimoto zumindest bei schwerem Verlauf unheilbar. Das wird so manchen Hersteller von L-Thyroxin nicht stören, denn das Präparat unterstützt durch anhaltende Verkäufe seine Quartalsbilanz. Aber wollen Sie wirklich ein Leben lang am L-Thyroxin »hängen«?

Nach meiner Erfahrung mit Hashimoto-Patienten können die meisten von ihnen ohne Bedenken Jod zu sich nehmen. Vielleicht probieren Sie es zuerst in geringster Dosierung und steigern dann langsam, um keine Überempfindlichkeit zu übersehen. Die überwiegende Mehrzahl der Betroffenen jedenfalls kann 200 µg Jod problemlos aufnehmen, ohne dadurch einen Hashimoto-Schub auszulösen. Ganz im Gegenteil: Bei funktionierender Naturheilkunde kehren sie schneller als andere zu einer gesunden Schilddrüse zurück.

Bei einer akuten Entzündung: Phytohormone

Im chronischen Stadium kann man Jod gefahrlos auch hoch dosieren und wird dabei eigentlich nur erleben, dass Betroffene sehr rasch kein L-Thyroxin mehr brauchen, weil ihre Schilddrüse nun genug »Futter« hat, um wieder selbst L-Thyroxin zu bilden.

Was sollen Menschen mit einer akuten Entzündung der Schilddrüse essen? Speisen, auf die sie Lust haben, vordringlich. Unterstützend sind Speisen, die der Schilddrüse Arbeit abnehmen, weil sie Inhaltsstoffe haben, die den Geschlechtshormonen ähneln. Die Schilddrüse hat ja im Wesentlichen die Aufgabe, die Gefühle und die Sinnlichkeit zu steuern, indem sie die Geschlechtsorgane und ihre Botenstoffe reguliert. Wenn Sie hier mit Phytohormonen, wie man diese Stoffe nennt, Unterstützung leisten, nehmen Sie Druck von der Schilddrüse. Diese Art von Phytohormonen sind im Rotklee vorhanden, sowohl im Blatt wie auch in der Blüte, was Sie in der warmen Jahreszeit durchaus dazu bewegen sollte, Rotklee großzügig als Salatbeigabe zu verwenden. Aber auch in Form von pharmazeutischen Zubereitungen wie beispielsweise bei dem Produkt Remifemin® ist Rotklee eine gute Nahrungsmittelergänzung.

Pflanzliche Hormonersatztherapien – für Wechsel und Schilddrüse

In ähnlicher Weise kann man einen Progesteronersatz über Süßkartoffeln zuführen. Diese enthalten Diosgenin, das so ähnlich wie Progesteron wirkt, jenes Hormon, das Kraft gibt und uns »heiß« auf Sexpartner macht. Diosgenin gibt es auch als Öl. Man reibt morgens 10 Tropfen in die Bauchhaut und umgeht damit den Verdauungsprozess, der sonst fordern würde, dass wir mehrere Kilogramm Süßkartoffeln täglich verspeisen, um unseren Hormonbedarf zu decken. Auch die Einnahme von Traubensilberkerzen-Extrakt, beispielsweise in Form von Cimicifuga-Kapseln, weist in diese Richtung. Diese natürlichen, pflanzlichen Hormonersatztherapien sind besonders für Frauen geeignet, die sich schon in den Wechseljahren befinden. Hier schlägt man zwei Fliegen mit einer Klappe. Hitzewallungen & Co. können damit gemildert werden – und die entzündete Schilddrüse erhält die pflanzlich hormonelle Unterstützung, die sie braucht. Noch ein dritter Bereich an Botenstoffen im Körper lässt sich bei Entzündungsknoten ganz einfach abdecken: Serotonin, das wichtigste Hormon für das Nervensystem, bekannt auch als Glückshormon, kann ruhig großzügig mit der Nahrung ergänzt werden. Man findet es in Bananen, aber auch in verschiedenen Nüssen, kann es aber auch in Form einer Vorstufe, dem 5-HTP aus der Heilpflanze Griffonia simplicifolia, als Kapsel einnehmen. Sie werden an dieser letzten Ernährungsempfehlung auch erkennen, worum es bei Verletzungsknoten im Prinzip geht: Um Therapieansätze, die von der Schilddrüse weggehen und die Seele, die Emotionalität, des Menschen stärken. Denn dass die Schilddrüse so schutzlos ist, dass sie so stark getroffen werden kann, hat mit dem emotionalen Kostüm des Menschen selbst zu tun. Er ist »überempfindlich«, »empfindsam«, fühlt »tiefer« als der Durchschnitt. Nach der Elementelehre ist er der wässrige Typ, der kunstsinnige, der Grübler, der Philosoph, der Künstler. Das »ewige Kind«. Bei ihm ist die Schilddrüse auch deshalb mit Verletzungsknoten betroffen, weil sie im Einflussbereich des Hals-Chakras liegt, wie Sie im nächsten Abschnitt lesen werden, jenes Energiewirbels, der bei Künstlern im Zentrum des Geschehens steht.

Hals-Chakra: Ausdruck und Kommunikation

Symptom: krächzende, matte Stimme

Wenn man den Vorgang, der bei Entzündungsknoten im Halsbereich abläuft, in die Sprache des Ayurveda fassen wollte, würde man sagen, dass hier das Hals-Chakra blockiert, das heißt, der Energiefluss im Bereich dieses wichtigen Energiewirbels gestört ist. Alles, was so an diesem Hals-Chakra dranhängt, kann dadurch schlechter funktionieren, alle Ausdrucksorgane, dazu gehören auch Arme, Schultern, Hände. Das ist also nicht nur die Schilddrüse, sondern beispielsweise auch der Kehlkopf. Die Stimme als Ausdrucksorgan unserer Gefühle sagt sehr genau, wie es mit uns bestellt ist. Vor allem aber drückt sie die Mischung der Aktivitäten von Kopfhirn und Bauchhirn aus, die Kombination zwischen Verstand und Gefühl, zwischen Streben und Sehnen. Es kann kein Zufall sein, dass Vögel singen, diese luftigen Tiere, die nicht nur dem Himmel näher sind, sondern auch der Leichtigkeit, die Sauerstoffreichtum in einem Körper erzeugt. Der Gesang ist der natürliche Ausdruck der Lebensfreude, des hormonellen Überschusses. Man kann funktionierende Hormone in einer Stimme ebenso hören, wie man dann die Hormonverarmung bei Verletzungsknoten als krächzendes, mattes, nicht mehr klingendes Etwas wahrnimmt – eine Stimme, die dem Erkrankten selbst fremd erscheint. So wie Stimmübungen oder einfach häufiges Singen bisweilen helfen, Verletzungsknoten zu heilen, ist auch alles andere, was ein Hals-Chakra aktivieren kann, positiv zu sehen. Dazu gehört ebenso die Technik, sich bei emotionalen Dingen stärker Luft zu machen, stärker in Worte zu fassen, was einen bewegt, das Ungehörte hörbar zu machen.

Eine Entzündung legt die Hormonflüsse lahm

Wer aus psychosomatischen Beweggründen eine Entzündung seiner Schilddrüse erzeugt, um »vernünftiger« zu werden oder sich zu schwächen, legt damit ja auch Hormonflüsse lahm. Das Bauchhirn, das vor allem mittels Serotonin und Dopamin arbeitet und für unsere Emotionalität zuständig ist, tritt in der Bedeutung zurück, und das Kopfhirn nimmt mit seiner trockenen Rationalität überhand. Die Schilddrüse hat hier eine vermittelnde Rolle zwischen oben und unten. Genauso wie Kehlkopf, Luftröhre und Lungen damit beschäftigt sind, durch Sprache und Gesang eine harmonische Verbindung zwischen Yin und Yang herzustellen, wie das die Chinesen ausdrücken, führen Verletzungsknoten zu einem Yang-Überschuss. Diese Menschen nennt man in unserem Kulturkreis zu Recht »verkopft«, und dass etwas fehlt, merkt man in allen Einflussbereichen des Kopfhirns. Die Stimme wird dünn und klanglos. Die Gedanken wiederholen sich, und es fehlt ihnen die Tiefe. Im Kopf hat die alte Medizin das Element Wasser verortet, das ohne die Erwärmung durch die kranke Schilddrüse erkaltet und fühllos wird. Anders verhält es sich, wenn ein Mensch verliebt ist und die Hormone fließen. Hier arbeitet die Schilddrüse mit Intensität daran, den ganzen Körper zu durchpulsen und die Funktion der Geschlechtsorgane hochzutreiben. Jetzt kommt

das Gehirn in Wallung, schöpft kreativ, erzeugt dabei erstaunliche Kunstwerke. Und das passiert nirgends deutlicher als im Stadium der Verliebtheit, ein Stadium, in dem der Mensch ungemein aktiv ist. Überall duftet so ein Mensch, weil ein Hormongemisch im Körper entsteht, das ihn, überspitzt formuliert, in eine Blume verwandelt, deren Stempel darauf warten, befruchtet zu werden. Mit einem Mal mischt sich da auch der Stimme etwas bei, das sie voller und kräftiger und ausdrucksvoller klingen lässt. Die Frequenzbreite erhöht sich. Jetzt arbeitet der Energiewirbel des Halses voll, und die Schilddrüse und alle anderen luftigen Organe sorgen dafür, dass sich das Leben, das in diesem Organismus pulsiert, auch mit der Fortpflanzung beschäftigt. Verliebtheit, Liebe und reichhaltiger Sex sind die Folgen dieser »Durchlüftung«.
Die »Blockierung« des Hals-Chakras ist ja im Grunde genommen eine Verkrampfung der Muskulatur von Hals und Kopf mit Dehnung der Stimmbänder. Man hört das. Man möge aber auch die Auswirkung dieser Verkrampfung auf die Durchblutung der Schilddrüse bedenken. Wenn sie schlecht durchblutet wird, weil das Hals-Chakra blockiert ist, ist sie auch anfälliger für eine Entzündung. Und eine bereits bei Hashimoto entzündete Schilddrüse wird weniger wahrscheinlich heilen als eine, die wieder gut durchblutet ist, weil man sich die Mühe gemacht hat, an einer Öffnung des Energiewirbels am Hals zu arbeiten.

Doch wie lässt sich das alles bewerkstelligen? Es gibt verschiedene Wege und Mittel. Ein erster Schritt ist, unsere Sehnsüchte wieder zu äußern, offen zu werden, über Gefühle sprechen zu lernen. Unter den homöopathischen Mitteln, die man für den Hals bevorzugt einsetzt, finden sich vor allem Folgende:

- Argentum nitricum
- Gelsemium sempervirens
- Lilium tigrinum
- Phosphorus
- Pulsatilla

Wenn Sie unter Heiserkeit oder einer verkrampften, tonlosen Stimme bei Verletzungsknoten leiden und deshalb an Ihrem Hals-Chakra arbeiten wollen, in der Annahme, dass diese Energiewirbel besonders blockiert sind, können Sie sich eine Kombitherapie überlegen, bei der die genannten fünf Arzneien im Wechsel zur Anwendung kommen. Besorgen Sie sich jede dieser Arzneien in der Potenz D12 und der Füllmenge N1 und nehmen Sie täglich von jeder Arznei 5 Kügelchen. Verteilen Sie die einzelnen Gaben möglichst über den Tag. Führen Sie diese Therapie 3 Wochen lang durch und machen Sie danach eine Pause, um den Behandlungserfolg zu prüfen.

Schüßler-Salze

Die Schüßler-Salze-Basis-Kur im Akutstadium einer Entzündung sieht so aus:

- Nr. 2 Calcium phosphoricum D6
- Nr. 3 Ferrum phosphoricum D12
- Nr. 6 Kalium sulfuricum D6
- Nr. 12 Calcium sulfuricum D6

je 5 Tabletten täglich, einzeln über den Tag verteilt gelutscht, über 3 Wochen.

Diese Kur kann als Erstmaßnahme gelten. In diese Therapie ist ein Schüßler-Salz aufgenommen, das bei chronischen Entzündungen im Körper seinen Einsatzbereich findet: die Nr. 12. Zu

Häufig bei Hashimoto-Thyreoiditis: Eisenmangel

den Maßnahmen gehört auch der Sauerstoffträger Eisen, der in energetisierter Form bei akuter Entzündung die Durchblutung der Gewebe verbessert und eine allgemein die Lebenskräfte stimulierende Wirkung hat, aber auch Eisenmangelzustände ausgleichen kann, die sich negativ auf das Immunsystem auswirken. Eisenmangel ist ja bei jeder Form der Entzündung im Körper eine häufige Komplikation und besonders bei einem länger bestehenden Krankheitsverlauf der Hashimoto-Thyreoiditis ein oft auftretendes Problem. Kalium sulfuricum ist das »Lebersalz«, das man bei chronischen Entzündungen gerne verabreicht, um die Bildung von Eiweißen zu fördern, die für die Immunabwehr gebraucht werden. Das kann sich auf jede Form der Entzündung positiv auswirken, die mitunter ja auch einen Wildwuchs von Autoantikörpern hervorruft, weil eine geordnete Funktion nicht mehr gegeben ist.

Wenn Sie diese Kur drei Wochen lang konsequent durchgeführt haben, ziehen Sie Bilanz, wie sehr sich Ihre Beschwerden dadurch vermindert haben, und entscheiden Sie dann, ob Sie die Schüßler-Therapie noch einmal drei Wochen lang fortsetzen wollen.

Schüßler-Salze bei Ängsten in Verbindung mit Schwäche

Typisch für Verletzungsknoten ist die Kombination der Symptome Angst und Schwäche. Es gibt ein Schüßler-Salz, das als Gegenmittel im besonderen Maß für die Behandlung geeignet ist: Arsenum jodatum D6, die Nr. 24. Nehmen Sie dieses Salz häufiger in Form der heißen Zubereitung zu sich, vor allem,

wenn sich die Ängste mitunter zu einer Panikattacke zuspitzen. Hier helfen 10 Tabletten Nr. 24: in einem Glas heißen Wassers auflösen, gut umrühren, schluckweise leer trinken.
Eine stabilisierende Wirkung auf das Gemüt haben außerdem die im Folgenden genannten Salze.

Nr. 1 Calcium fluoratum D12: Hier werden die Ängste durch einen Verlust von Sicherheit und Schutz hervorgerufen. Sie haben Existenzängste, verlieren Gewicht, Ihr Körper wird sichtlich weicher und schlaffer, Ihre Wunden heilen schlecht, die Zähne entwickeln Karies oder verfärben sich.
Nr. 5 Kalium phosphoricum D6: Hier tritt im Laufe von Monaten oder Jahren eine Schwäche durch zu viel Stress auf. Sie schlafen nicht mehr durch, weil Ihnen viele Termine durch den Kopf gehen. Sie tragen viel Verantwortung und wissen nicht mehr, wie Sie das alles schaffen sollen. Sie entwickeln Mundgeruch, Ihr Gesicht ist grau.
Nr. 13 Kalium arsenicosum D6: Dieses Schüßler-Ergänzungssalz ist die Variante von Nr. 5 für das Alter. Es wirkt am besten bei Menschen jenseits der 50, die zunehmend Angst vor dem Alter und dem Sterben entwickeln. Sie frieren leichter, weil die Lebenswärme nachgelassen hat, und neigen zu Herzrhythmusstörungen.
Nr. 24 Arsenum jodatum D6: Dieses Salz, das schon am Beginn des Abschnitts erwähnt wurde, ist eine Kombination der Nr. 13 mit Nr. 15 Kalium jodatum. Im Vordergrund stehen Schwäche und Existenzängste, eine unreine Haut, Allergien. Dieses Salz hilft am besten von allen sechs Salzen dieser Gruppe gegen Ängste und ist, wie gesagt, Ihr erstes Salz, das Sie ergänzend zur Hashimoto-Kur in hoher Dosierung mit bis 50 Tabletten täglich probieren sollten, wenn Sie gerade durch eine Angstphase

gehen. Sie lutschen diese Tabletten hintereinander oder geben jeweils 10 Tabletten in ein Glas heißes Wasser. Wiederholen Sie die Anwendung, sobald erneut eine Verschlechterung eintritt.

Nr. 25 Aurum chloratum natronatum D6: Menschen, die dieses Salz brauchen, klagen über Versagensängste und Schlaflosigkeit. Es sind körperlich eher stämmige, wirtschaftlich tüchtige Menschen, die geschäftliche Verluste oder sonstige wirtschaftliche Einbrüche hinter sich haben und unbeirrt daran arbeiten, sich wieder aus der Misere zu befreien.

Nr. 26 Selenium D6: In diesem Fall sind Versagensängste mit Schwäche gepaart. Man fühlt sich den Aufgaben des Lebens nicht gewachsen, weil man sich nicht für kompetent genug hält, aber auch, weil einen eine körperliche Schwäche dauernd auf die Couch vor den Fernseher treibt.

Homöopathie

Sich für Kampfsituationen wappnen

Eine energetische Heilweise wie die Homöopathie kann uns dabei helfen, entzündliche Regulationsversuche wie beispielsweise die Hashimoto-Erkrankung nach großen Kränkungen zu umgehen oder sogar aufzulösen, indem man Arzneien einnimmt, die ähnlich bedrohliche oder quälende Verletzungen als Essenz in sich bergen. Das können tierische Gifte sein, die von den Tieren, von denen sie stammen, als Abwehrmechanismus produziert wurden für den äußersten Notfall. Eine Giftschlange oder eine Biene, die von einem Angreifer in ihrem Leben bedroht wird, hält für diesen Fall ein tödliches Gift bereit, das Ihnen beispielsweise fehlt, wenn Sie von starken Partnern unterdrückt werden. Oder einem Konkurrenten am Arbeitsplatz den Vortritt lassen mussten im Kampf um eine Position, die eigentlich Ihnen zugestanden hätte. Um die Wut und die Kränkung, die in Ihnen nun stecken, nicht zerstörerisch gegen die eigene Schilddrüse zu lenken, können Sie hier dankbar die Weisheit von Tieren annehmen, die sich eine Giftspritze für derlei Gelegenheiten haben wachsen lassen. Schlangengifte wie Lachesis und Naja oder das Gift der Honigbiene, Apis, sind hier Beispiele. Denken Sie an diese Arzneien, wenn die Heftigkeit Ihrer Gefühle denen solcher Kampfsituationen entspricht. Auch Jahre nach solchen Auseinandersetzungen können diese Gifte sehr heilend für Sie sein. Wenn Sie wissen wollen, ob diese für Sie infrage kommen, dann prüfen Sie nicht so sehr Ihre momentanen Gefühle, sondern stellen Sie sich, wie schon erwähnt, auf der Suche nach dem seelischen Kernkonflikt folgende Fragen:

- *Seit wann bestehen die Verletzungsknoten wirklich?*
- *Welches Trauma könnte sie ausgelöst haben?*
- *Was habe ich damals empfunden?*

Je nach Antwort denken Sie dann an eine der zuvor genannten Arzneien. Nachfolgend habe ich noch einmal die wichtigsten Informationen dazu zusammengestellt.

Lachesis: Wenn Sie ein sinnlicher Mensch sind, für den die Sexualität eine hohe Bedeutung hat, und wenn Sie innerliche Hitze aufweisen, sich leicht am Hals und am Bauch bedrängt fühlen und zum Schimpfen neigen, wenn man Sie provoziert.

Naja: Diese Arznei hilft bei Menschen mit Herzschwäche und Herzrhythmusstörungen besonders gut und wird empfohlen, wenn diese Beschwerden mit dem Gefühl einhergehen, man müsse seine ganze Existenz durch den möglichen Verlust des Partners aufgeben und könne nicht mehr leben.

Apis: Wenn Sie menschlich gesehen ein »Sonnenschein« sind, der äußerst fleißig ist und den Partner in jeder Hinsicht umsorgt in der Absicht, aus ihm eine Drohne zu machen, die ohne Sie gar nicht mehr existieren kann. Wenn der sich dann innerlich ablöst und Sie heimlich zu betrügen anfängt, versuchen Sie einmal diese Arznei, die vor allem bei stechenden Beschwerden und Schwellneigung der Schilddrüse angezeigt ist.

Sich fürs Leben mit Muttermilch rüsten

Wenn Ihre innerliche Antwort auf Gefühlstraumata viel milder ausfällt, Sie nicht vor Zorn kochen oder vor Wut alles klein schlagen wollten, kurz: Wenn Sie eigentlich nicht zu Wut, Bitterkeit und Gram neigen, sondern eher eine Taubheit, ein Nichtfühlen an der Tagesordnung stehen, dann müssen Sie Ihre Heilmittel woanders suchen. Wenn Sie sich sagen, es ist eigentlich nichts Dramatisches passiert, was die Ausbildung einer Entzündung erklären könnte, die Knoten kamen aus einem allgemeinen Gefühl der Überforderung heraus – wobei diese Überforderung sowohl beruflich wie auch privat bestand –, dann sind Sie besser beraten, Arzneien einzusetzen, die die Ausreifung als Person fördern können. Die stärksten Arzneien sind hier die Milchen. Das heißt, die Muttermilch von Tieren oder von Menschen, deren Zweck es ja nicht nur ist, ein Baby zu ernähren, sondern auch über Eiweißstoffe Erfahrung weiterzugeben, die eine weitere Entfaltung des kleinen Lebewesens nach der Geburt bedingt. Wir stillen unser Kind nicht nur, um seinen Stoffwechsel zu bedienen, sondern auch, um einen belehrenden Austausch zwischen geformtem und ungeformtem Leben herbeizuführen. Diese richtunggebenden Botschaften kommen manchmal zu kurz, weil die Mutter, die die Milch bildet, selbst das Gefühl hat, ihr selbst fehlt noch etwas am Erwachsensein. Oder wenn die Umwelt diese Ausreifung gar nicht erst zulässt. Dann wird eine Schilddrüsenentzündung zu einer späten Sichtbarwerdung dieser Verhältnisse, als deren Folge man als Baby keine Zeit hatte, sich durch Reifung und Rundung der Persönlichkeit ausreichend auf die Wirrnisse des Lebens einzustellen. Diese Form von Verletzungsknoten lässt sich mit Milchen heilen. Dabei gibt es, wie die folgende Aufstellung zeigt, interessante Möglichkeiten.

Lac maternum: Mein absoluter Liebling. Es handelt sich hier um Muttermilch von verschiedenen Müttern, die alle »etwas zu sagen« haben. Es sind auch ganz liebevolle darunter. Mit einer Gabe von Lac maternum C200 werden viele Menschen mit Hashimoto ein Gefühl des Trosts und der innerlichen Wärme entwickeln, das ihnen aus der Krankheit heraushilft.
Lac humanum femininum bzw. masculinum: Auch diese Form der Muttermilch einer einzelnen Frau, die entweder ein weibliches oder ein männliches Baby hatte, ist einzeln bestellbar.
Lac bovinum defloratum: Die Kuhmilch vermittelt den Gemeinschaftssinn einer Kuhherde, ein interessanter Impuls für Menschen, die ihre Verletzungsknoten in der Entfremdung der Großstadt erlebt und sich dabei innerlich verloren haben. Menschen, denen es schwerfällt, Kontakt zu anderen Menschen zu halten, und die vereinsamen. Es ist die beste Arznei bei Menschen mit Hashimoto und Kopfschmerzen.
Lac suis: Schweinemilch hat eine gute Wirkung auf Menschen, die eine Missbrauchssituation erlebt haben. Deshalb handelt es sich hier wohl um die wichtigste Arznei in frühen Fällen von Verletzungsknoten, die schon in der Pubertät auftreten. Der Arzt ist hier angehalten, über Missbrauch Fragen zu stellen, wobei nicht immer die erkrankte Person missbraucht sein muss. Häufiger verbergen sich dahinter seelische Verletzungen, die in frü-

heren Generationen erlitten und mit der »Muttermilch« weitergegeben wurden.

Damit möchte ich an dieser Stelle die Diskussion homöopathischer Arzneien beenden, da Sie in diesem Buch schon eine Vielzahl von Anregungen bekommen haben und nicht das Gefühl der Beliebigkeit der Behandlungsmöglichkeiten entwickeln sollen. So viel sei noch gesagt: Sie können Verletzungsknoten aus eigener Kraft bekämpfen, indem Sie die seelische Ursache, die für ihre Entstehung verantwortlich war, überwinden und ausheilen lassen. Das geht auch ganz ohne Arznei, wird manchmal aber durch Arzneien besser angestoßen und aufgelöst. Ich würde in jedem Fall die Schüßler-Salze ausprobieren. Zuerst die Kur machen. Dann als Bedarfsmedikation einsetzen. Weiterhin sich mit Düften anfreunden und diese bewusst anwenden. Letztendlich unter den Milchen jene Milch auswählen, die Ihnen am meisten zusagt, und ihrer Heilwirkung nachspüren. Es wird wenige Menschen geben, die diese gar nicht benötigen. Und es gibt viele, die dadurch den inneren Frieden erfahren, der ihnen auch bei der Ausheilung einer tiefen seelischen Verletzung behilflich ist.

Schlusswort

Schilddrüsenknoten sind nicht alle gleich. Manche unterscheiden sich sehr stark von anderen. Die wichtigste Botschaft dieses Buchs: Lassen Sie sich nicht einfach mit Jod oder L-Thyroxin abspeisen, wenn Sie Schilddrüsenknoten haben. Lassen Sie sich erst dann operieren, wenn Sie selbst zum Schluss gekommen sind, dass es notwendig ist.

Darüber hinausgehend möchte ich Ihnen Mut machen, die Behandlung von Schilddrüsenknoten mit sanfter Medizin und gut ausgewählten Speisen selbst in Angriff zu nehmen. Schilddrüsenknoten lassen sich in einem Großteil der Fälle zum Schrumpfen bringen. Schilddrüsenknoten sind heilbar. Ich wünsche Ihnen auf diesem Weg viel Erfolg!

Anhang

Patientenstimmen

Unlängst erreichte mich folgende E-Mail einer Leserin:

Bei mir wurde im März ein kalter Knoten in der Größe von 4 cm Durchmesser auf meinem linken Schilddrüsenlappen festgestellt, mein rechter Lappen weist auch zwei kleinere heiße Knoten auf. Mir wurde natürlich sofort zu einer Operation geraten, wobei mir die gesamte Schilddrüse entnommen werden sollte. Meine Schilddrüse funktionierte dabei normal – ich hatte normale Werte. Einziger Mangel in meinem Blutbild: Vitamin D.
Der Knoten ist noch weiter gewachsen, ich konnte ihn beim Schlucken deutlich spüren und jegliches Tragen von engeren Kleidern war mir unmöglich, da ich ein starkes Engegefühl hatte. Meiner Meinung nach war der Knoten in seinen »besten« Zeiten 6 cm im Durchmesser. Auf das Drängen meiner Familie hin bin ich zu einem unserer Spezialisten in der Nähe gegangen, welcher mir ebenso empfahl, die Schilddrüse komplett entnehmen zu lassen. Als ich ihn fragte, ob der Knoten denn auf natürlichem Wege wieder kleiner werden könnte – antwortete er »never ever«.
Nun gut, mit diesen »herrlichen« Aussichten ging ich nach Hause und bereitete mich also geistig auf die OP vor, die dann im Mai oder Juni stattfinden hätte sollen. Mein Bauchgefühl war allerdings immer noch dagegen. Da ich noch Zeit hatte bis zu dem vermeintlichen Termin, suchte ich einen Heiler auf und eine TCM-Ärztin. Der Heiler meinte, der Knoten wäre nicht bösartig – er käme von Stress oder Druck, den ich mir mache bzw. der mir gemacht

wird, und würde ich den Ursprung meines seelischen Problems finden, würde sich der Knoten auch zurückziehen. Ich möge mich entspannen – wie man so schön sagt.
So kam es, dass ich mich im Mai von einer sehr unangenehmen Kundin (wir betreiben einen Reitstall), welche mich seit zwei Jahren stark unter Druck setzte, trennte ... und siehe da, der Knoten schrumpfte binnen 10!! Tagen auf gefühlt – die Hälfte zusammen ... nur aus dem Wissen heraus, dass diese Kundin gehen würde. Weiters begann mein Mann eine Therapie (Depressionen und Angstzustände). Mein Knoten wird seit damals immer kleiner und ist nicht mehr sichtbar ... ich finde ihn noch, wenn ich ihn suche ... also er ist nicht komplett weg ... er ist zirka einen Zentimeter groß ... ich werde ihn demnächst messen lassen. Jetzt in der kalten Jahreszeit nehme ich Vitamin D hochdosiert und Selen für meinen Knoten.
So und nun zu meiner Frage: Meine erste Frage an die Ärzte war: Warum habe ich das bekommen? Die Antwort, die ich bekam: Das darfst du dich niemals fragen ..??!!?? (Ist das nicht die einzige Frage, die ich mir stellen muss?) ... aber – meinte ich, wenn ich nicht herausfinde, warum mir so etwas aus dem Hals wächst und ich die Schilddrüse entfernen lasse, wird mein Körper nicht eventuell anderswo reagieren, wenn ich die Ursache für diesen Aufschrei nicht finde?
Ich frage Sie, warum wird die Ursache nicht gesucht, warum wird in der Schulmedizin nicht die seelische Komponente betrachtet? Der Chirurg gab mir null Prozent Chancen auf eine Besserung. Ich hätte seit einem halben Jahr keine Schilddrüse mehr und müsste mein Leben lang Medikamente nehmen, wenn ich auf die Ärzte gehört hätte! Und die einzigen, die mir Mut gemacht haben, waren der Heiler, die TCM-Ärztin und Ihr Buch .... eine der wenigen Informationen, die man findet in Bezug auf den Rückzug des Knotens, schade.

Eine andere Patientin schrieb mir:

Vielleicht nur ganz kurz zu meiner »Geschichte«: Ich bin 46 Jahre, Mutter von 2 Kindern, und sollte eigentlich seit knapp 3 Wochen bereits operiert sein. Wissentlich seit 1,5 Jahren habe ich einen ca. 2 cm großen kalten Knoten am rechten Schilddrüsenlappen. Der rechte Schilddrüsenlappen sollte Ende Jänner 2015 entfernt werden (gleichzeitig mit einer med. Halszyste). Die OP musste verschoben werden, weil ich eine Darminfektion hatte. Ca. eine Woche vor der OP bemerkte ich eine deutliche Verkleinerung meines vorher gut fühlbaren Knotens. Die Meinung der Ärzte war: »Wahrscheinlich innen zystisch, aber kleiner wird er bestimmt nicht mehr.« Ich war mir da aber plötzlich nicht mehr so sicher und habe mich vorläufig gegen einen zweiten OP-Termin ausgesprochen. Vorläufig wurde vereinbart, mit einer Punktion das Gewebe zu untersuchen, um dann weiterzusehen. In dieser Phase ist mir »zufällig« Ihr Buch in die Hand gefallen und jetzt bin ich gar nicht mehr so sicher, ob ich die OP überhaupt machen will. Überhaupt haben Sie so viele interessante Punkte darin angesprochen und ich fühle mich sehr bestätigt, zumindest mal abzuwarten.

Zwei Monate später schreibt sie, dass sie den Termin bei mir absagen möchte, denn:

Hallo Herr Doktor,
nur ganz kurz zur Info: bei einer weiteren Untersuchung bei einer Schilddrüsenspezialistin hat sich ergeben, dass eine Punktion derzeit keinen Sinn macht, da der Knoten noch viel kleiner geworden ist. Derzeit ca. 7 mm – statt wie zur geplanten OP = 2 cm !!!!!

Was hat sie therapeutisch gemacht? Schüßler-Salze genommen, die im Buch erwähnt waren, und die Schilddrüse einmal täglich sanft massiert.

Aber es geht auch anders herum. Eine andere Patientin, die schon einen Termin ausgemacht hatte, um sich den Knoten anschauen zu lassen, schreibt kurz davor:

Hallo Herr Doktor,
vor unserem Termin wollte ich Ihnen zu Ihrer Information noch eine Aktualisierung meiner Umstände geben.
Ich habe nun doch den Knoten und damit die Schilddrüsenhälfte, in der er sich befand, entnehmen lassen. Ich stehe derartigen Eingriffen durchaus kritisch gegenüber, aber nachdem mir drei Ärzte bestätigten, dass der Knoten sonographisch unscharf begrenzt, inhomogen, echoarm, ohne Randsaum und mit Mikroverkalkungen war, habe ich unter Berücksichtigung des verdächtigen FNP-Ergebnisses doch kalte Füße bekommen und mich für die OP entschieden, um das Gedankenkarussell abzustellen.
Den Termin bei Ihnen möchte ich aber weiterhin gerne wahrnehmen, da sich histologisch herausgestellt hat, dass der gutartige Kolloid-Knoten in Verbindung mit einer Schilddrüsenentzündung steht (Pathologiebefunde bringe ich mit) und man trotz mäßiger AK Hashimoto vermutet. Die verbliebene SD-Hälfte – leider die kleinere und szintigraphisch inaktivere – weist sonographisch eine verhärtete, fleckige Struktur auf, die der behandelnde Arzt auch als Hashimoto-Zeichen deutet.

Sie erkennen als kritische Leserin bzw. als kritischer Leser schon, was hier passiert ist: Am Anfang große Panikmache der Ärzte, alle mit den gleichen Argumenten, dann erfolgt die Operation,

und als sich alles als so harmlos herausgestellt hat, wie es wahrscheinlich von Anfang an im Ultraschall zu erkennen war, gibt es keine Entschuldigung der Fachleute oder zumindest eine Erklärung, sondern dann »ist es eben so«. Nach meiner Erfahrung ist dieser Befund, so wie er zuvor beschrieben wurde, wahrscheinlich die häufigste Form von »Schilddrüsenknoten« überhaupt: Entzündungsgebiete, die naturgemäß unscharf begrenzt sind, mit Narbenstrukturen und manchmal einzelnen Verkalkungsbezirken dort, wo die Entzündung schon abgeheilt ist. Warum das von anderen Ärzten praktisch nie erkannt und so gewertet wird, verstehe ich nicht. Und wenn dann eine Biopsie gemacht wird, tut sich der Pathologe schwer, denn so eine chronische Entzündung geht meist mit Zellverbänden einher, die auch auf Bösartigkeit verdächtig sein können – es aber in der Praxis nie sind. Doch davon bekommt der Pathologe nichts mit, denn er ist ja im Regelfall von allen Beteiligten der Unerfahrenste, da er die Patienten und ihre Verläufe ja gar nicht kennt.
Hat die Patientin aber den Fehler gemacht, die ganze Schilddrüse entnehmen zu lassen, bleibt sie verstümmelt zurück und muss hoffen, über die Hormonersatztherapie wieder ein halbwegs normales Leben führen zu können. Doch leider ist das sehr häufig nicht der Fall, da man gerade synthetische Hormone selten so dosieren kann, dass der Körper optimal versorgt wird. In unserem Beispiel war die Patientin klug, hat nur eine Seite operieren lassen und darf hoffen, noch ohne Medikamente auszukommen. Aber mit der Körperverletzung einer Operation, das heißt mit den Vernarbungen und der Verkleinerung des Organs, muss sie zurechtkommen.

Bezugsquellen für Schilddrüsenextrakt

Schilddrüsenextrakt ist prinzipiell rezeptpflichtig, da es ein hormonhaltiges Präparat ist. Angeboten werden weltweit seit einigen Jahren nur mehr Extrakte vom Schwein, die anteilsmäßig bezogen auf ihre L-Thyroxin-Stärke portioniert werden.
Sie bekommen beispielsweise 25 µg-Äquivalent eines Schilddrüsenextraktes, was aber leider nicht genau so stark wirkt wie 25 µg L-Thyroxin. Warum? Weil das Extrakt hohe Anteile von T3, der aktiven Form des Schilddrüsenhormons, beinhaltet. Und weil die individuelle Ansprechbarkeit des Menschen auf Hormon verschieden ist. Man kann nie sagen, wie bei einem einzelnen Menschen beispielsweise die Gabe von 50 µg L-Thyroxin wirken wird. Wo der eine heftigste Überfunktionsbeschwerden entwickelt, merkt der andere gar nichts.
Deshalb ist es gut, dass ein erfahrener Arzt das Extrakt bei Ihnen dosiert.
In Deutschland können Sie das Extrakt an zwei Orten beziehen:

Receptura-Apotheke in Frankfurt am Main
Hier wird das Extrakt mit Olivenöl suspendiert. Die Kapselhülle besteht aus Cellulose. Es werden keine weiteren Schilddrüsenhormone oder Zusatzstoffe hinzugefügt. Das Mischungsverhältnis von T3 zu T4 beträgt etwa 1: 4.
Verfügbar sind die Stärken 25, 50, 75 und 100 µg T4-Äquivalent. Es gibt zwei Packungsgrößen: 60 und 100 Kapseln.

Adresse:
Receptura Apotheke
International Compounding Pharmacy
FIZ Frankfurter Innovationszentrum Biotechnologie

Uni-Campus Riedberg, Altenhöfer Allee 5
D-60438 Frankfurt am Main/Germany

Rezepturtext für 25 µg L-Thyroxin-Äquivalent:
Thyroid-Hormonkapseln
Schilddrüsenextrakt vom Schwein (USP): 32,4 mg = ½ grain
Levothyroxin (T4) 19 µg, Liothyronin (T3) 4,5 µg
Olivenöl

Klösterl-Apotheke in München
»Thyreogland«
Hier wird das Extrakt mit Kieselsäure gefällt und mit Reisstärke vermischt. Die Kapselhülle besteht aus Cellulose. Es werden keine weiteren Schilddrüsenhormone oder Zusatzstoffe hinzugefügt. Das Mischungsverhältnis von T3 zu T4 beträgt etwa 1 : 4. Verfügbar sind die Stärken 5–200 µg in 5 µg-Stufen T4-Äquivalent.
Packungsgrößen sind 100 oder 200 Kapseln.

Adresse:
Klösterl-Apotheke
Färbergraben 12 Rgb.
80331 München

Rezepturtext für 25 µg L-Thyroxin-Äquivalent:
Rp. Extr. gland. thyreoideae sicc.
Mit 25 T4
Reisstärke q.s. mfcaps
PZN: 9999011

Über die internationale Apotheke beziehbar sind amerikanische Produkte, die zum Teil schon eine jahrzehntelange Tradition haben, da sich L-Thyroxin dort nie flächendeckend durchgesetzt hat.

Nature Throid

Dieses Produkt gibt es schon seit den 1930er-Jahren. Es enthält neben Extrakt auch geringe Mengen an Milchzucker, Siliciumdioxid, Calciumphosphat, Magnesiumstearat, Natriumkroskarmellose, Stearinsäure, Opadry weiß und Cellulose.
Dosiert wird es in »grain«-Stufen, von ¼ grain (9,5 µg T4) bis 5 grain (190 µg T4)
Vergleichbar ist Armour Thyroid. Nature Throid wird auch unter dem Namen »West Throid« vermarktet.

Acella NP Thyroid

Es ist verfügbar in den Stärken 30 (½ Grain), 60 (1 Grain) und 90 µg (1 ½ Grain) L-Thyroxin-Äquivalent.
Es handelt sich um einen Ölauszug mit mineralischem Öl, dem Calciumstearat, Dextrosemonophosphat und Maltodextrin hinzugefügt wurden.

WP Thyroid

Diese Variante von Schilddrüsenextrakt vom Schwein beinhaltet außerdem Inulin aus der Zichorienwurzel sowie mittelkettige Fettsäuren aus dem Kokosnussöl sowie geringe Mengen Lactose.
Es wird in den Stärken ½ Grain (19 µg T4) bis 2 Grain (76 µg T4) angeboten.

Nützliche Internetadressen

www.dzta.de
Das deutsche Zentrum für Thermoablation von Schilddrüsenknoten in Frankfurt am Main, in dem die Auflösung von Schilddrüsenknoten mit Ultraschall oder Mikrowellenbehandlung angeboten wird.

www.schilddruesengesellschaft.at
Die Website des Instituts Dobnig in Graz, wo die Radiofrequenzablation von Schilddrüsenknoten durchgeführt wird.

www.remedia.at
Hier können Sie Lac maternum und andere homöopathische Milchen bestellen, die in Deutschland nicht mehr hergestellt werden.

Ausbildung

Ausbildung zum Hormoncoach

Für Ärzte und Heilpraktiker

Grundausbildung
Kursinhalt

- Die Hormondrüsen und deren Funktionsstörungen und Erkrankungen
- Körperliche Untersuchung inkl. Antlitzdiagnostik
- Ultraschalldiagnostik: Technik und Durchführung der Untersuchung sowie Interpretation des erhobenen Befundes
- Hormonersatztherapie mittels bioidentischer Hormone
- **12 Stunden Schulung** finden im Rahmen von zwei zusammenhängenden Tagen in einem Hormonie-Zentrum statt.
- **12 Stunden Ausbildung** finden in Form von 4 Video-Konferenzen statt, in deren Rahmen Patientenfälle vorgestellt und analysiert werden.
- **12 Stunden Ausbildung** bilden Lehrvideos zu den Hormondrüsen, ihren Erkrankungen und zur bioidenten Hormontherapie. Sie beantworten Fragebögen und arbeiten das Lehrbuch „Hormoncoaching" durch.
- Sie bekommen am Ende der Schulung eine Bestätigung Ihrer Teilnahme und können die Bezeichnung „Hormoncoach" führen.

Kursgebühr: 500 EUR.

Zertifikat Hormonpraktiker:in

Diese Ausbildung baut auf der Schulung zum Hormoncoach auf und erweitert und vertieft sie in Bezug auf die gesundheit-

lichen Zusammenhänge. Sie lernen das Zusammenwirken der acht Hormondrüsen, des autonomen Nervensystems und der Steuerzentrale Gehirn differenzierter kennen und erwerben verschiedene Möglichkeiten, auf Störungen der Balance Einfluss zu nehmen. Das Zusammenspiel der einzelnen Drüsen und ihre gegenseitige Beeinflussung wird näher betrachtet und entsprechend werden auch Heilmittel mit wechselnden Schwerpunkten eingesetzt. Neben der biologischen Stärkung der Drüsen und der konkreten Hormonsubstitution, die Sie in der Ausbildung zum Coach kennengelernt haben, gehen Sie nun einen Schritt weiter und arbeiten an der Wiederherstellung der Hormon-Balance mit erweiterten Methoden. Sie üben die Techniken der Hormondrüsenmassagen und von lokalen Anwendungen, Sie nutzen Techniken der Atlastherapie und Osteopathie, um Blockaden im Bewegungsapparat zu beheben, und Sie vertiefen Ihre Kenntnisse über adaptogene Arzneien und deren differenzierten Einsatz.
Sie bringen regelmäßig Ihre Fälle in die Videokonferenzen ein und bekommen eine differenzierte therapeutische Begleitung. Sie erhalten außerdem Zugriff auf 100 Lehrvideos und zwölf E-Books zu allen relevanten Themen zum Eigenstudium.
Die Ausbildung dauert 120 Stunden, die im Laufe eines Jahres absolviert werden.
Nach Beantwortung aller Online-Fragebögen und Besuch von 50 Praxisstunden erhalten Sie das Zertifikat Hormonpraktiker:in und werden auf der Webseite hormonie.org als Therapeutin gelistet.
Kursgebühr: 1950 EUR.

Weitere Informationen und aktuelle Termine unter
hormonie.org/ausbildung
Kontakt: hormonie@gmx.de

Register